K R E B S
unser
Schicksal?

Es hat keinen Sinn,
den Weg
der Symptombekämpfung
zu beschreiten,
wie ihn der moderne Arzt
heute geht,
um zur Gesundheit
zu gelangen.
Wir müssen
einen vollkommen
anderen Weg
einschlagen,
der nicht
von der Krankheit,
sondern von der
Gesundheit ausgeht.

Dr. med. F. Becker

© Günter Albert Ulmer Verlag
Hauptstr. 16
78609 Tuningen
Tel. 07464-98740
www.ulmertuningen.de
e-mail: info@ulmertuningen.de

Text, Layout
Günter Albert Ulmer

Titelgestaltung und Design
Daniela Bürk

ISBN 978-3-932346-67-5

Alle Angaben in diesem Buch wurden nach bestem Wissen erstellt. Die Angaben erfolgen ohne Verpflichtung oder Garantie des Autors. Er übernimmt keine Verantwortung und Haftung für etwa vorhandene Unklarheiten und inhaltliche Unrichtigkeiten. Die Forschung ist auf diesem Gebiet noch im Fluss. Die gegebenen Hinweise und Empfehlungen zur Selbsthilfe können bei schweren Erkrankungen den Arzt oder Heilpraktiker nicht ersetzen. Es empfiehlt sich deshalb immer, eine zusätzliche medizinische Diagnose vom Behandler einzuholen und sich von diesem therapeutisch begleiten zu lassen.

Günter Albert Ulmer

K R E B S

unser Schicksal?

Neueste Erkenntnisse
ganzheitlich erfasst

Gefahr erkannt,
Gefahr gebannt!

Günter Albert Ulmer Verlag - 78609 Tuningen

Inhaltsverzeichnis

Erkenntnisse des Hippokrates -
heute so aktuell wie damals.

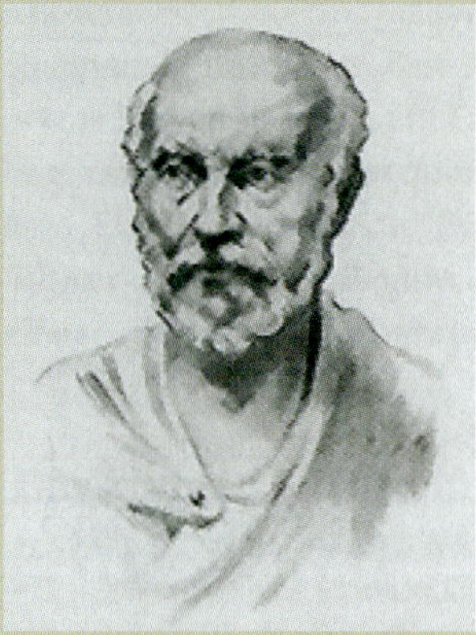

Hippokrates

460 v. Chr. – ca. 377 v. Chr.
Vater der Medizin
Klassiker der Naturheilkunde

Krankheiten befallen uns nicht aus heiterem Himmel, sondern entwickeln sich aus täglichen, kleinen Sünden.

Die Gesundheit kann nur durch eine richtige Mischung der Körpersäfte, die natürlich von der Ernährung und einer natürlichen Lebensweise abhängen, erhalten werden.
Eine fehlerhafte Mischung der Körpersäfte stört jedoch die Lebensharmonie und damit das Gleichgewicht im Körper.
Zur Abwehr einer gestörten Lebensharmonie entwickelt der Körper die Krankheit.

Wenn Krankheiten aus einer falschen Lebensweise entstehen, können sie durch eine richtige Lebensweise wieder geheilt werden. Wie kann ein Mensch, der die Ernährung nicht kennt, Krankheiten heilen wollen?

Eure Nahrungsmittel sollen eure Heilmittel und eure Heilmittel sollen eure Nahrungsmittel sein.

Der Behandler hat nur eine Aufgabe, zu heilen und wenn ihm das gelingt, ist es gleichgültig, auf welchem Wege es ihm gelingt.

Einleitung

Krebs ist wohl die größte Geißel der Menschheit trotz vielen ärztlichen Bemühungen. Aus dem 3. Jahrtausend vor Christus stammen die ältesten überlieferten Schriften und Dokumente, die von der Krebskrankheit und ihrer Behandlung berichten. Hippokrates, der Vater der Medizin (460-377 v. Chr.) war der Erste, der die Krebsgeschwulst als „carcinos“ bezeichnete; und zwar, nachdem bei einer Brustoperation eine nichtheilende Geschwulst entdeckt wurde, deren Form den Gliedern einer Krabbe glich. Seither trägt diese Krankheit den Namen „Krebs“. Hippokrates war schon damals überzeugt, **dass bei Krebs eine Körpersäfte-Entmischung vorliege.** Über die Römer gelangte dann schließlich der griechische Ausdruck „verlateinisiert“ als „carcinoma“ in die neuzeitliche Medizin.

Zu Beginn des Jahrhunderts litt jeder achte Einwohner an Krebs, heute ist es schon jeder Dritte. In Frankreich fällt schon jeder Zweite dem Krebs zum Opfer. Aus diesem Grunde hat der Präsident der französischen Republik, Jaques Chirac, 2006 den „Plan Cancer“ (Krebsplan) als nationale Angelegenheit ins Leben gerufen.

Vor vielen Jahren tat man dasselbe in Amerika. 1971 kündigte Präsident Nixon eine „Kriegserklärung gegen den Krebs“ an. Doch dieser Krieg gegen den Krebs wurde nach Einsatz von etwa 2 Billionen Dollar am 9. Juni 1998 nach jahrelangem Kampf als nicht gewonnen erklärt.

Die Krebforschung hat Billionen verschlungen, ist aber seit Jahren ohne nennenswerten Erfolg geblieben. Sie verhinderte, dass vielversprechende Alternativmethoden ernstgenommen und weiterentwickelt wurden.

Deshalb empfahl der Onkologe Professor Brücke, Vorstand der chirurgischen Abteilung des Allgemeinen Krankenhauses

Todesursachen in Deutschland:

(Statista 2009)

Kreislaufsystem	358.683
Krebserkrankungen	**217.289**
Atmungssystem	57.956
Verdauungssystem	42.163
Äußere, andere Ursachen	30.650
Ernährungs- und Stoffwechselkrankheiten	26.377
Nicht klassifizierte Symptome	21.691
Nervensystem	18.283
Urogenitalsystem	16.624
Psychische und Verhaltensstörungen	15.461
Infektiöse und parasitäre Krankheiten	13.890
Muskel-Skelett-System, Bindegewebe	2.189
Blut, der blutbildenden Organe	2.136
Zustände in der Perinatalperiode	1.464
Deformitäten, Chromosomenanomalitäten	1.451
Haut und der Unterhaut	820
Schwangerschaft, Geburt	28
Ohr und Warzenfortsatz	15
Auge und Augenanhanggebilde	4

Sterbefälle in Deutschland 2007

Linz: „Man wird gut daran tun, auf Einzelinitiativen begabter Forscher einzugehen, will man diese Menschheitsgeißel in den Griff bekommen."

H. Oeser ergänzte diese Forderung: „Die heutige Stagnation in der Krebsforschung muss überwunden werden. Dazu bedarf es einer Aggressivität in der Formulierung, um erstarrte Positionen in kausalem Denken aufzuweichen. Nur so kann die Krebsforschung wieder in Bewegung geraten."

Die große Frage ist diese. **Ist Krebs wirklich eine Krankheit oder nur das Ergebnis eines gestörten Stoffwechselgeschehens im Körper?** Ist der Tumor selbst nur die Spitze eines Eisberges, dessen Entwicklung in dem gestörten Stoffwechsel des Körpers zu suchen ist?

In China gibt es die Erkenntnis: „Die Krankheit hat viele Väter, aber die Mutter ist die Ernährung." Dies wurde jedoch in der Krebsforschung bisher sehr wenig berücksichtigt, obwohl dieser Punkt einen sehr wichtigen Faktor darstellt.

Eine Untersuchung der WHO (Weltgesundheitsorganisation) weist nach, dass bei richtiger Ernährung 70 Prozent der Krebsfälle verhindert werden könnten. Studien der WHO belegen, dass Millionen Europäer krebsfördernden Schadstoffen über die Nahrung und aus der Luft ausgesetzt sind.

Der bekannte Mediziner Dr. M. O. Bruker warnte schon vor vielen Jahren vor allem vor dem massenhaften Verzehr von körperabwehrschwächenden weißen Auszugsmehlen und vor dem weißen Zucker.

Nach einer neuesten Prognose soll Krebs, der sich rasch über den Globus ausbreitet, **bereits in zwei Jahren die weltweit häufigste Todesursache sein; erstmals vor Herz-Kreislauf-Erkrankungen.** Ein unbewusstes oder auch bewusstes Angstgefühl vor dieser Erkrankung lebt in der Menschheit gleich einem lähmenden Schatten.

Fast jede Minute erhält in Deutschland eine Patientin oder ein Patient die erschreckende Diagnose: Krebs. Mit 436 500 Neuerkrankungen und 220 000 Todesfällen im Jahr wurde ein unerfreulicher Rekord erreicht. Die häufigsten Krebsarten bei Männern sind Prostata-, Darm- und Lungenkrebs; bei Frauen Brustkrebs. In der Regel trifft die Krankheit ältere Menschen, **doch erkranken auch rund 1800 Kinder jährlich an Krebs.**

Seit über 35 Jahren wurde kein wesentlicher Fortschritt in der Behandlung bösartiger Tumore gemacht. Die Schulmedizin setzt vor allem Strahl-, Stahl- und Chemotherapien ein, ohne ein besonders nennenswertes Ergebnis.

Radikale Eingriffe wie Operation, Bestrahlung oder Chemotherapie blockieren die Abwehrsysteme des Körpers und stören erheblich das sinnvolle Zusammenwirken von Hormonen, Stoffwechsel, Nerven und Kreislauf. Sie wirken oftmals nur lebensverlängernd, in vielen Fällen aber auch lebensverkürzend.

Wenn wir im Krebs eine Störung des Gesamtorganismus sehen, die der rein lokalisierten Geschwulstbildung vorausgeht, so ist der Krebs eine Allgemeinerkrankung, die auch als solche zu behandlen ist.

Nach Lothar Hirnreise, Präsident von „Menschen gegen Krebs e.V." „ist ein Tumor immer nur ein Symptom." Deshalb ist es wichtig, nicht in erster Linie das Symptom anzugehen, sondern **nach den Ursachen zu suchen** und zu forschen. „Krebs ist bei weitem nicht die gefährlichste Krankheit, wie sie immer dargestellt wird. Oftmals sind die Therapien bzw. die katastrophalen Diagnosen ein größeres Leid als der Tumor selbst."

Häufig geht, nach Dr. med. Dahlke, Jahrzehnte währende Dauerreizung bei chronischer Verstopfung oder chronischer Bronchitis voraus, die aber ihre Ursachen auch in seelischen und psychischen Belastungen haben. **Gerade seelische, soziale**

und körperliche Schockerfahrungen können dazu beitragen ein Krebsgeschehen auszulösen. Offensichtlich kann die Körperabwehr durch massive Verstrahlung oder hochkonzentrierte kanzerogene Stoffe so leiden, dass Krebs entsteht. Die Entartungsbereitschaft kann durch lange Reizungen gesteigert werden.

Die neueste Erkenntnis geht davon aus, dass Krebs ursächlich durch Stress-Situationen entstehen kann. Der Zelle ist es egal, woher der Stress kommt, aus dem sich Krebs entwickeln kann.

Darüber hinaus ist Krebs auch die Folge einer Störung in der Energieproduktion in den Kraftwerken der Zelle (Mitochondrien). **Es ist also ein Energieproblem, ebenso aber auch ein Sauerstoffmangel- und ein Adrenalinmangelproblem.**

Wenn Zellen Sauerstoff und bestimmte Enzyme entzogen werden, insbesondere auch durch Übersäuerung des Körpers und durch Übersäuerung der Zellen durch Fehlernährung, geraten die Körperzellen in Stress; die Zellmembran ändert sich **und erst dann verändern sich die Gene** (Genveränderung).

Normale Zellen können zu Krebszellen mutieren, die sich dann massenhaft vermehren, so dass ein Tumor entstehen kann. Wichtig ist es deshalb, die Entstehung des Krebsgeschehens aus einem ganzheitlichen Blickwinkel zu erfassen und zu verstehen.

Mögliche Krebsursachen

Ernährungsfehler
Mangel an lebendiger Nahrung,
Aflatoxine
Mykotoxine

Umweltbelastungen
Erdstrahlen,
Elektrosmog
(=Dauerstress)

Enzym- und Mineralmangel
Parasiten im Blut,
Siphonospora

Entzündungen
z.B. Quecksilberbelastung,
tote Zähne

Freie Radikale
z.B. Tabakrauchen

Psychische und physische Stressbelastungen
Seelische Konflikte

Immunschwäche
Störfeldbelastung

Azidose
Verschiebung des pH-Wertes,
z.B. Alkalose
Sauerstoffnot

→ **Primärursache zzgl. Sekundärursachen** → **KREBS**

* Durch das Zusammenwirken einer Primärursache und einem weiteren Komplex von Sekundärursachen in einem krankhaft veränderten biologischen Milieu.

Wie Krebs entstehen kann

Krebs ist eine multikausale Erkrankung, d.h. eine Erkrankung mit vielerlei Ursachen, ein Mehrstufenprozess, der aber immer deutlicher erkannt wird.

Claude Bernard (1812-1878), ein Pionier der Stoffwechselforschung und Begründer der Experimentiellen Medizin, kam zu der Überzeugung, dass Krankheiten nur dann Fuß fassen können, **wenn das „Terrain“, also der Nährboden, dafür günstig und geeignet ist.**

Auch Prof. Dr. Enderlein (1872-1968), war sich durch seine Dunkelfeld-Mikroskopie Untersuchungen sicher, dass das Milieu, das viele Krankheiten begünstigt, **die ständige Übersäuerung des Blutes und des Körpergewebes ist,** welches die zentrale Regulation im menschlichen Körper stört und in Unordnung bringt.

Bei der Krebserkrankung dürften sieben hauptsächliche Ursachen für ein krankhaftes Milieu sorgen: Die **Übersäuerung** des Körpers, was auch zu **Sauerstoffnot** führen kann und dies wieder zu **Energiemangel;** außerdem ein **Dauerstress**, der zu **Adrenalinmangel** und zu **Mineralmangel** führen kann, woraus sich auch eine **Immunschwäche** ergibt. Doch darauf soll in den nächsten Kapiteln noch ausführlich eingegangen werden.

Eine normale Sauerstoffversorgung der Zelle ist nur mit einem physiologischen pH-Wert möglich. Bei Abweichungen tritt ein konstanter Sauerstoffmangel an der Zelle ein, der die Zelle dazu zwingt, vom Verbrennungs- in das Gärungssystem auszuweichen.

Der Nobelpreisträger Prof. Warburg (1883-1970) konnte nachweisen, dass Krebs entsteht, wenn die menschliche Zelle die Fähigkeit verliert (insbesondere durch Übersäuerung und Verlagerung des pH-Wertes), Sauerstoff für ihre Arbeit aufzunehmen. Während die gesunde Zelle zur Aufrechterhaltung ihrer Lebensvorgänge Sauerstoff aus dem Blut aufnimmt und Kohlenstoff als Abbauprodukt abgibt, nimmt die Krebszelle ihre Kraft, die sie zum Überleben braucht und zur Teilung benötigt, aus einem Gärungsprozess auf. Durch diesen Prozess wird die lebenswichtige Sauerstoffversorgung auch der normalen Zellen verhindert, die infolge dessen zugrunde gehen.

Wir sollten uns bewusst werden, welch ungeheure Zellerneuerungsvorgänge sich in unserem Körper abspielen: Jede Minute sterben in unserem Körper etwa 10 Millionen Zellen und in jeder Minute werden wieder 10 Millionen neue Zellen gebildet. Etwa eine halbe Milliarde Zellen befinden sich ständig im Umbruch.

Der amerikanische Krebsforscher Robert Good sagte einmal: „Wir bekommen wahrscheinlich jede Woche einmal Krebs, und **jede Woche wird der Körper damit fertig, die gebildeten Krebszellen abzubauen.** Ein jeder Mensch hat Krebszellen in seinem Körper, doch wir besitzen Abwehrkräfte, die die Zahl der Krebszellen in Schranken halten."

Alle normalen Körperzellen decken ihren Energiebedarf aus der Sauerstoffatmung (Verbrennung). Bei einer Störung der Zellatmung können Zellen ihre Nahrung nicht mehr verbrennen, sie decken dann ihren Energiebedarf durch Gärung (Glykolyse).

Krebszellen verbrauchen aber ein Vielfaches mehr an Energie als gesunde Zellen; sie produzieren selber keine Energie mehr. Deshalb ist es möglich, dass ein Tumor, der relativ klein ist, einen Menschen mit 100 Kilogramm Lebendgewicht aufzehren kann.

Der Ausgleich, bzw. das Stoppen dieses Energieverlustes ist deshalb eine der wichtigsten Aufgaben einer Krebstherapie.

Der Biophysiker Dr. Reams, ein Schüler Einsteins, konnte nachweisen, dass bei Krebspatienten der Energie-Level des Stoffwechsels auf unter 30 Prozent der möglichen Kapazität abgesunken ist.

Daraus lässt sich folgern, **dass sich nur bei einem sehr reduziert arbeitenden Stoffwechsel (Energie-Level) Krebs bilden kann.**

Bei Krebs kippt der Zellstoffwechsel komplett um, da Energie ohne Sauerstoff gewonnen wird. Als Folge werden nicht, wie bei der Oxidation, 38 ATP (Adenosintriphosphat = Energiespeicher) gebildet, sondern nur 2 ATP. Das Fatale ist, dass die Krebszelle ebensoviel Energie zum Überleben benötigt wie eine normale Zelle. Deshalb steigert sie die Aufnahme von Zucker um das 19-fache, was eine Reihe von negativen Reaktionen auslöst. **Krebs ist auch ein Problem der Glukoseverwertung.**

Dr. Reams konnte auch feststellen, dass der Mensch täglich etwa 40-Tausend Krebszellen ausscheiden kann, ohne zu erkranken. **Voraussetzung ist allerdings, dass das Immunsystem voll aktiv ist.**

Die Naturmedizin erklärt schon lange, dass am Beginn der Krebsentwicklung die Immunschwäche steht. Die Frage ist also, wie es zu einer solchen Immunschwäche kommen kann.

Durch den Tumor werden auch eine Reihe aggressiver Substanzen produziert, die zu einer toxischen Belastung des lokalen Gewebes und des Gesamtorganismus führen.

Krebs ist letztendlich das Ergebnis eines ungehemmten, entarteten Zellwachstums.

Energiegewinnung in der Körperzelle

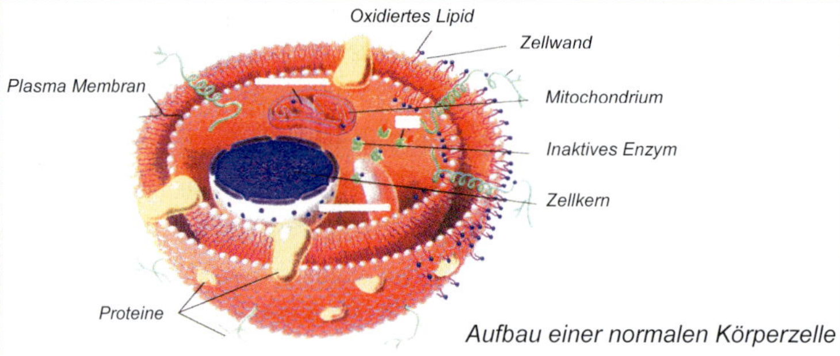

Aufbau einer normalen Körperzelle

Die normale Körperzelle

Energiegewinnung durch Oxidation – **mit** Sauerstoff

Glukose = $C_6H_{12}O_6$ + Sauerstoff = 6 O_2 ergibt
*Kohlendioxid = 6 CO_2 + Wasser = 6 H_2O + **Energie (38 ATP)***

Als Endprodukt entsteht Adenosintriphosphat, das als biochemische Energie in ATP-Molekülen gespeichert und bei Bedarf freigesetzt wird. Das entstandene Kohlendioxid wird über die Lungen abgeatmet.

Die Krebszelle

Energiegewinnung durch Gärung – **ohne** Sauerstoff

Glukose = $C_6H_{12}O_6$ ergibt
*Ethanol (2 C_2H_5OH) + Kohlendioxid = 2 CO_2 + **Energie (2 ATP)** + giftige Abbaustoffe und linksdrehende Milchsäure*

Die Krebszelle benötigt ebenso viel Energie, wie eine normale Zelle. Deshalb steigt die Aufnahme von Zucker um das 19-fache und die *Übersäuerung* wird zusätzlich verstärkt.

Das Energiespektrum des Stoffwechsels

In unserer täglichen Nahrung sind Grundstoffe enthalten, die für die Energiebildung notwendig sind. Es handelt sich um Eiweiße, Kohlenhydrate und Fette. Damit sie in die Zelle gelangen und dort verwertet werden können, müssen sie voneinander getrennt und in kleinste Einheiten aufgespalten werden. Dies erledigen vor allem Enzyme in Mund, Magen und Darm.

Diese einfachen Moleküle können dann von unserem Körper zu neuen, womöglich noch komplizierter gebauten Stoffen zusammengesetzt werden. Es findet also ein „Stoff-Wechsel" statt.

Innerhalb der Zellen - in den Mitochondrien, den Kraftwerken der Zelle, werden ständig Nährstoffe, insbesondere Glukose, zur Energiebereitstellung benötigt. Vitalstoffe und Enzyme greifen fördernd, aber auch regulierend ein, damit die Zelle nicht regelrecht verheizt wird und der pH-Wert als Balance zwischen sauren und basischen Bestandteilen konstant bleibt.

Im Zusammenspiel mit einer großen Zahl biochemischer Reaktionen ist das Sauerstoffpotential für das Energiepotential immer wichtig. Sauerstoff ist der Blasebalg, der das Energiefeuer entfacht und anheizt. Dabei werden Kohlenhydrate und Fettsäuren zu Kohlendioxid abgebaut und Wasserstoff freigesetzt.

Als Endprodukt der Energieherstellung entsteht in den Mitochondrien Adenosintriphosphat (ATP), welches als Energie gespeichert und bei Bedarf zur Erhaltung der Körpertemperatur, zu Zell-, Muskel-, Organ- und Gehirntätigkeit und vielen Auf- und Abbauarbeiten freigesetzt wird.

Die mit Sauerstoff versorgten Zellen nehmen die Glukose auf und bauen diese im Zytoplasma und in den Mitochondrien vollständig zu Kohlendioxid und Wasser ab. Der entscheidende

Schritt ist also, mit Hilfe des Sauerstoffs in den Zellen die Nahrungsstoffe restlos zu Kohlendioxid und Wasser abzubauen.

„Der Unterschied zwischen Zellatmung und Gärung besteht darin," nach Dr. Heinrich Jung, „dass bei der Zellatmung (aerob) der Zucker (Glukose) bis zur Kohlensäure, d.h. bis zur letzten Möglichkeit abgebaut und restlos ausgenutzt wird; **in der Gärung (anaerob) aber bleibt der Abbau auf halbem Wege stehen, und es kommt zur Bildung von Milchsäure,** die unter Energieaufwand fortgeschafft werden muss oder als schädigendes Produkt liegen bleibt.

Bei diesem Prozess kann die Milchsäure umschlagen und aus Wachstumsstoff wird Wuchsstoff. In Krebszellen zerfallen die Mitochondrien, **wodurch ein Energiemangel entsteht.**

Als messbares Fazit tut sich der Unterschied zwischen Atmung und Gärung dadurch kund, dass durch die **Zellatmung** aus der gleichen Menge Traubenzucker wesentlich mehr Energie gewonnen wird als durch die **Gärung.**

Hochdifferenzierte Körper, wie Mensch und Tier, können daher von der Gärung allein nicht leben, wie das niedere Organismen, z.B. der Milchsäurebazillus, vermögen. **Die Gärung ist also biologisch betrachtet eine minderwertige Energiequelle, die von hochdifferenzierten Wesen praktisch nur zusätzlich benutzt wird, wenn die Atmung nicht ausreicht."**

Wird jedoch die Zellatmung durch Sauerstoffmangel geschädigt, dann **wird die Zelle gezwungen**, in entsprechendem Maße ganz auf Gärung umzuschalten, um einen Ausgleich für die in der Atmung wegfallende Energiemenge zu schaffen.

Bei schleichender Schädigung bleibt ihr Zeit, den Gärungsapparat auszubauen, dessen Potential ja unter normalen Verhältnissen beschränkt ist. Doch am Ende dieses Weges liegt die Krebszelle.

Krebs ist also auch ein empfindliches **Energieproblem**.

Jeden Zellkern könnte man mit einem riesigen Biocomputer vergleichen; er erstellt Programme, überprüft und koordiniert. Die Übermittlung und Speicherung von Informationen in unserem Körper läuft nicht in erster Linie chemisch, sondern physikalisch über Elektrizität und Schwingungsreize ab.

Das Membranpotential bei einer gesunden Zelle beträgt etwa 80 bis maximal 100 Millivolt Spannung. Zellen mit gemindertem Membranpotential befinden sich zwischen 70 und 50 Millivolt. **Sie äußern sich durch Entzündungs- und Schmerzsignale.** Eine gealterte Zelle hat ein niedrigeres Potential von nur 50 Millivolt.

Degeneriert aber eine Zelle wegen Sauerstoff- oder Nährstoff- bzw. Mineralmangel, so kann ihr Membranpotential bis unter 30 Millivolt sinken. Die kritische Phase tritt bei 40 bis 30 Millivolt ein.

Dr. Seeger berichtete: „Lund, Wurmser, Keller u.a. haben in ausgedehnten Untersuchungen in den 20er und 30er Jahren nachgewiesen, **dass das bioelektrische Potential der Zelle nur durch die Zellatmung aufrecht erhalten wird**.

Sobald diese durch Enzymschädigungen durch Säuren und Gifte beeinträchtigt wird, sinkt das bioelektrische Potential.

Jede strukturelle Schädigung dieser Enzyme verursacht also ein Sinken des bioelektrischen Potentials, das in der strukturell **schwer geschädigten Krebszelle nur noch 10**

Millivolt beträgt. Normalerweise beträgt dieses in der gesunden Zelle 70-90 Millivolt, durch die Funktionsstörung des Zytochrom a/a3 **sinkt es auf 10 Millivolt.“**

Zellen arbeiten wie kleine Säurebatterien. Wird die Säuerung stärker, verändert sich die Spannung in den Membranen und auf diese Weise kommen Informationen, die den Zellen auf energetischem Wege zugehen, nur noch unvollständig oder gar nicht mehr an. Die Zellen werden **dann von äußeren Impulsen zunehmend isoliert** und müssen sich auf ihre Ur-Information besinnen und diese heißt: wachsen.

Ausreichende Sauerstoffversorgung zur Energiegewinnung ist für einen funktionierenden Stoffwechsel und das Immunsystem von fundamentaler Bedeutung. Entzieht man den Zellen Sauerstoff und bestimmte Enzyme, **geraten die Zellen in Stress**. Die Zellmembran verändert sich und erst dann verändern sich die Gene.

Nach neuen Erkenntnissen liegen der Ursache von Krebs **verschiedenste Stressbelastungen zu Grunde.** Wenn die Zelle einem kürzeren oder längeren Stress ausgesetzt ist, werden bestimmte Prozesse im Körper gestört. Also muss die Zelle jetzt alles tun, um zu überleben. Und wie überlebt sie? Indem sie anfängt zu gären. Die Zelle produziert aber ohne Sauerstoff **nur noch zwei ATP Einheiten** (Adenosintriphosphat) Energie.

Dadurch stirbt die Zelle nicht, sondern sie lebt weiter. Sie kommuniziert nicht mehr, kann in ein anderes Organ hineinwachsen und die natürlichen Grenzen im Körper durchbrechen.

Der pH-Wert und die Zellatmung

Unter Zellatmung verstehen wir die Verbrennung der Nährstoffe Zucker, Eiweiß und Fett in unseren Körperzellen. **Die eigentliche Atmung findet in den Zellen statt** und die Lunge ist nur der Ventilator für den Gasaustausch. Doch die Zellatmung ist nicht nur eine Energiequelle, sondern auch ein Prozess, bei dem lebenswichtige, oft sehr komplizierte „Bausteine" und „Werkzeuge" - Eiweißstoffe, Enzyme, Hormone - für den Organismus gebildet werden. Eine Störung der Zellatmung bedeutet auch gleichzeitig eine Störung der Eiweißstoffsynthese in den Geweben.

Eine normale Sauerstoffversorgung der Zelle ist nur mit einem physiologischen Blut pH-Wert zwischen 7,35 und 7,45, also leicht basisch, möglich.

Wissenschaftlich ist nachgewiesen, dass **der pH-Wert in der Krebszelle um 6,3 beträgt**, also ziemlich sauer ist. Die starke Säuerung der Krebszellen ist für sie lebensbedrohlich und wird schließlich zur Zerstörung führen.

Bei Abweichung des pH-Wertes tritt ein konstanter **Sauerstoffmangel an der Zelle, eine Hypoxie**, auf. Diese kann ab einem bestimmten Grad die Zelle dazu zwingen, **von ihrem Verbrennungssystem in das Gärungssystem auszuweichen.**

Je mehr Säuren an den roten Blutfarbstoff (Hämoglobin) gebunden sind, desto weniger Sauerstoff kann das Blut in die lebenden Bezirke bringen.

Im Jahre 1947 gelang es F. Windisch, normale Körperzellen durch intermittierenden Sauerstoffentzug in Krebszellen umzuwandeln. Diese wichtige Entdeckung wurde im Jahre 1953 von Goldblatt und Cameron bestätigt.

Dr. med. Freihofer bezeichnet die latente Hypoxie als eine der häufigsten Basiserkrankungen unserer Zeit.

Wird die Zelle zu sauer, können Enzyme nicht mehr reagieren. Wenn das Milieu sich nicht normalisiert, geht die Zelle zugrunde.

Dr. Warburg entschlüsselte 1926 den Mechanismus der Zellatmung, wofür er 1931 den Nobelpreis für Medizin und Physiologie bekam. Prof. Warburg war der festen Überzeugung: „**Wenn die Sauerstoffatmung der Zelle darniederliegt, die Batterie leer ist, kann Wachstum nur noch eingeschränkt oder gar nicht mehr stattfinden.** Die Zellteilung erfolgt unvollständig, die Abschnürung der Tochterzelle bleibt aus."

Der bekannte holländische Krebs-Arzt Dr. Moerman ist nach jahrelangen Versuchen in seiner Praxis zu der festen Überzeugung gekommen, **dass insbesondere acht Stoffe für die Zellatmung und den interzellularen Prozess unentbehrlich sind:** Vitamin A, Vitamin B-Komplex, Vitamin C, Vitamin E, Zitronensäure, Eisen, Jod und Schwefel.

Die Vitamine zeigen bereits in ganz geringen Mengen biologische Aktivitäten und arbeiten alle eng zusammen. Vitamin A stärkt insbesondere den Abwehrmechanismus des Körpers und wirkt mit Vitamin C und Vitamin E **schädlichen Oxidationsprozessen entgegen.** Vitamin C greift in die Zentralstellen des Energiestoffwechsels ein und spielt eine wichtige Rolle als Regulator. **Es hilft dem Körper, sich selbst zu helfen.** Es regelt auch den Einbau des Eisens aus der Nahrung und fördert die Bildung von Antikörpern und die geregelte Funktion des Immunsystems.

Vitamin B1 spielt beim Zuckerabbau, also bei der Gewinnung von Energie in den Zellen des Körpers wohl die wichtigste Rolle. Dieses Vitamin wird auch als „Nervenvitamin" bezeichnet. Auch die anderen B-Vitamine haben für den Stoffwechsel eine große Bedeutung.

Zitronensäure ist im Stoffwechselprozess ein wichtiger Gegenspieler des Gärungsfermentes. **Sie setzt auch den Cho-**

lesterinspiegel des Blutes herab und reduziert den Wassergehalt des Gewebes. Jod, Schwefel und Eisen spielen beim Oxidationsprozess eine ganz spezifische Rolle für die Zellatmung. Eisen ist wichtig für den Sauerstofftransport. Jod und Schwefel arbeiten eng zusammen. Wir haben einen Jod-Schwefel-Stoffwechsel in der Zelle.

Ein Mangel an diesen acht Stoffen würde trotz ausreichend vorhandenem Sauerstoff zu einer verminderten Oxidation in der Zelle führen. Dann käme es langfristig zur Entgleisung des Stoffwechsels.

Da der Körper seine Energie durch Oxidationsvorgänge erhält, müssen diese unbedingt auf einem optimalen Stand gehalten werden. **Ein Mangel an Vitaminen und Mineralstoffen kann Störungen in der Zellatmung verursachen.**

Für die Funktion der Zellatmung spielen auch hochungesättigte Fettsäuren eine entscheidende Rolle. Ohne diese Fettsäuren kann das Atmungsenzym nicht funktionieren. Die Atmungsenzyme bewirken eine Sauerstoffanreicherung im Blut. Fehlen diese, sinkt die Wirksamkeit der Atmungskette ab und die Zelle wird bei längerer Schädigung zur gärenden Zelle.

Es ist notwendig, **dass der Vorgang der Zellatmung in den Zellen geordnet vor sich geht.** Bei Zerstörung der Zellatmung durch Sauerstoffmangel schalten die Zellen auf Gärung um und können dadurch zu Krebszellen werden.

Gesunde und schadhafte Mitochondrien

Energiereiche Zelle mit
gesunden Mitochondrien

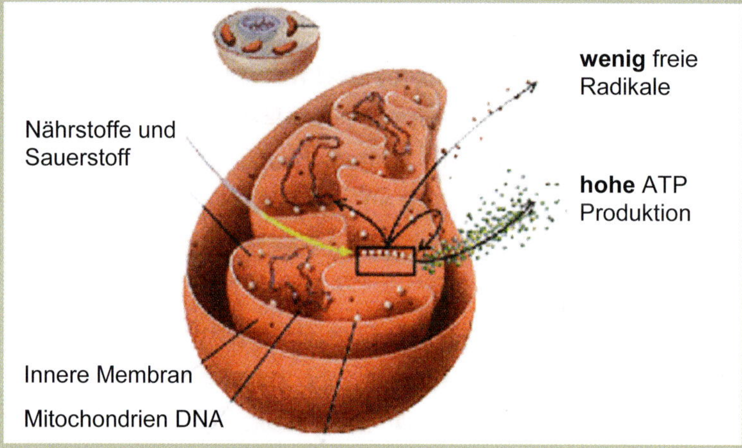

Energielose Zelle mit
schadhaften Mitochondrien

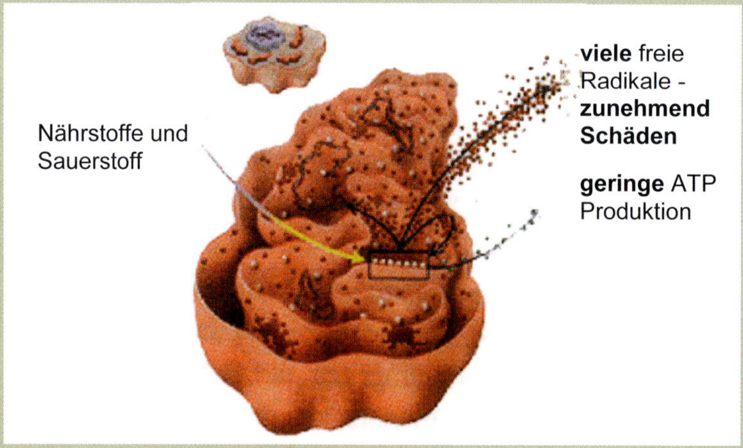

nach Weindruch 1996

Mitochondrien - Kraftwerke der Zellen

Jede Zelle benötigt ständig frische Energie für die Aufrechterhaltung der Ordnung und Organisation der Zellstrukturen; für innere und äußere mechanische, chemische, elektrische Arbeiten sowie für den Transport. Es sind, wie bereits schon mehrmals erwähnt wurde, die Mitochondrien, die als Energiespeicher und Kraftwerke der Zellen fungieren.

Das Mitochondrion schwimmt im Zellplasma. Es erinnert an ein Schiffsmodell, bei dem man die Bordwand weggelassen hat. **Eine Zelle kann zwischen 50 bis 5000 Mitochondrien enthalten.** Die Atmung vollzieht sich also nicht nur in der Lunge, sondern auch in der Zelle sowie auf molekularer Stufe in den Mitochondrien. **Dort geschieht die Verwertung des Sauerstoffs, und es findet die ATP-Synthese statt, die nur durch ein angeregtes Elektron ablaufen kann.** Ein Mitochondrion hat etwa 1200 Elektronenbahnen.

Mitochondrien haben bereits einen langen Weg der Entwicklung hinter sich. Sie stammen von frei lebenden Bakterien ab, denen es gelang, den Luftsauerstoff zur effizienteren Energiebildung zu nutzen. Mitochondrien besitzen ihre eigene Erbsubstanz (Genom DNA 6 - Molekül), mit den darin enthaltenen Informationen, um sie in Zellbausteine umzusetzen.

Der bekannte deutsche Forscher, Dr. Heinrich Kremer, bestätigte auch den kausalen mitochondrialen Ansatz und prägte das Zellsymbiosekonzept. Demzufolge bilden die Nachfahren der Archaea (A-Genom) die heutige Wirtszelle und die Nachkommen der Bakteria (B-Genom) die heutigen Mitochondrien. Zwischen beiden Endosymbiosepartnern besteht eine definitive Arbeitsteilung.

Die Gene beider Endosymbionten wurden in den nach der Fusion geschaffenen Zellkern delegiert, ohne sich jedoch untereinander zu vermischen. Beide Symbiosepartner haben definierte Aufgaben: Das A-Genom steuert die Zellteilungsvorgänge, das B-Genom die Zelldifferenzierung.

Das ATP (Adenosintriphosphat) ist in unserem Körper der wichtigste Energie-Speicherträger. Der Kopf des Moleküls heißt Adenin und ist eine wichtige Nukleinbase. Der Rumpf ist die Ribose, sie ist wie die Glukose eine chemische Substanz aus der Familie der Zuckerstoffe. Sie bilden zusammen ein neues Molekül: Adenosin. Der Schwanz des Moleküls besteht aus drei untereinander verbundenen phosphorsauren Molekülen (Triphosphat). **In den Bindungen der drei Phosphatgruppen ist die Energie gespeichert.**

Die Energie wird in diesem Prozess in kleinen Energiebeträgen gespeichert und dann je nach Bedarf proportioniert abgegeben. Sie kann zur Durchführung der vielen energieverbrauchenden Aktivitäten der Zelle eingesetzt werden. Dabei reduziert sich das ATP (Adenosintriphosphat) zu ADP (Adenosindiphosphat) oder gar zu AMP (Adenosinmonophosphat). Bei diesem Vorgang werden ein oder zwei phosphorsaure Moleküle abgegeben. Diese wiederum verwandeln sich im Kreislauf der Mitochondrien durch Hilfe der angeregten Elektronen und der Energie aus dem Traubenzucker dann wieder zu ATP.

Wir finden die Bipolarität aller Vorgänge sowohl im Kosmos wie auch in jeder Zelle unseres Körpers wieder. Untersuchungen (Dr. Seesmann) zeigen deutlich, dass die Mitochondrien pluselektrisch sind, da sie aber in der Zelle wohnen, ist das physikalisch nur möglich, wenn die Zelle minuselektrisch ist. Je größer die Differenz zwischen der minuselektrischen Zelle und den pluselektrischen Mitochondrien ist, **desto höher muss die Voltspannung in der Zelle werden,** die ja als gesunde Zelle mit den Mitochondrien einen Ringmagneten bilden.

Für die Mitochondrien ist das Risiko einer oxidativen Schädigung besonders hoch, **weil sie als Entstehungsort der Radikale unmittelbar den Radikalangriffen ausgesetzt sind.**

Zudem fehlt der Erbsubstanz der Mitochondrien - im Unterschied zu der des Zellkerns - ein Schutzschild aus Eiweißen gegen jegliche Art von äußeren Angriffen.

Etwa zwei Prozent des Sauerstoffs, der in den Mitochondrien umgesetzt wird, werden zu freien Radikalen. Damit wird der Körper noch fertig. Befindet sich unser Körper aber in einem Stresszustand, dann steigt die Radikalbildung massiv an. Stressauslösende Faktoren können sowohl psychisch wie auch körperlich bedingt sein, aber auch falsche Ernährungsgewohnheiten können hierbei eine Rolle spielen. **Eine übermäßige Kalorienzufuhr steigert die Oxidation im Körper und bildet erhöht freie Radikale. Dies bezeichnet man als oxidativen Stress.**

Das körpereigene Reparatursystem der Mitochondrien arbeitet deutlich ineffektiver als das im Zellkern. Tatsächlich wird das Mitochondrien-Erbgut etwa zehn mal häufiger oxidativ geschädigt als das Kern-Erbgut aus demselben Gewebe. Bei über 70-jährigen Personen treten DNA-Schäden sogar 15 mal häufiger auf.

Mitochondrien sind gegenüber Radikalangriffen nahezu schutzlos. Schäden sind die Folge, die zunächst zu Störungen in der Energiebildung der jeweils betroffenen Mitochondrien führen. Fatal ist, dass durch die vermehrte Radikalbildung wiederum die Bildung weiterer Radikale forciert wird, so dass sich die Mitochondrienschäden akkumulieren können. Sind in einer Zelle viele Mitochondrien in ihrer Funktion beeinträchtigt, so ist eine unzulängliche Energieversorgung dieser betroffenen Zelle die Folge. Die Anzahl der defekten Mitochondrien bestimmt hierbei das Ausmaß des energetischen Defizits.

Ein Defekt in der Atmungskette kann durch eine Störung des Elektronentranportes verursacht werden. Durch saure Noxen können die Schwefel-Eisen-Proteine abgespalten werden, die als Kupplungsfaktoren fungieren.

In den Mitochondrien ist ein Jod-Schwefelgehalt von je 15 Prozent enthalten (nach Dr. Moermann). **Wenn ein Jod-Schwefelmangel in der Nahrung oder durch Übersäuerung eintritt, kann dies zur Arbeitsunfähigkeit der Mitochondrien führen.**

Auch die Bioelektrizität bis in die letzte Körperzelle hinein ist ein Grundphänomen allen organischen Lebens. Dauerhaft anhaltende Störzustände dieser Bioelektrizität, unter anderem verursacht auch durch Schwermetallbelastungen und Elektrosmog, könnte zu Zellentartungen führen.

Es wurde bereits erwähnt, dass die Bioelektrizität, also das bioelektrische Potential, insbesondere durch Störung der Zytochrome, bis auf 10 Millivolt sinken kann. **In Krebszellen zerfallen die Mitochondrien, so dass tatsächlich Energiemangel entsteht.**

Wenn unserem Körpergewebe immer weniger Energie für Stoffwechselprozesse zur Verfügung steht, leiden immer mehr Zellen unter zunehmender Schwäche. Es kommt zu einem Punkt, an dem die Energiereserven gänzlich erschöpft sind.

Auch zahlreiche rätselhafte Leiden, ebenso wie der Alterungsprozess, nehmen in der Regel ihren Ausgang in den Mitochondrien.

Das Säure-Basen-Problem

Wissenschaftler haben in den letzten Jahren die zentrale Bedeutung des Säure-Basen-Haushaltes für den menschlichen Stoffwechsel und damit für unser Wohlergehen und für unsere Gesundheit erkannt.

Schon Hippokrates war überzeugt: **„Von allen Zusammensetzungen unserer Körpersäfte wirkt sich die Säure zweifellos am schädlichsten aus.“** Paracelsus bezeichnete die Übersäuerung des Körpers als Grundübel aller Krankheiten. Auch Are Waerland hat in seinem Buch **„Übersäuerung als Grundursache der Krankheiten“** gezeigt, dass ein übersäuerter Organismus ein Herd vieler Leiden darstellt.

Das Säure-Basen-Verhältnis muss der Körper stets aufrecht erhalten, denn **ein Zuviel an Säuren behindert den lebensnotwendigen Stoffaustausch** zwischen den Billionen von Körperzellen. Wichtige Stoffwechselvorgänge werden dadurch gestört oder unterbrochen und damit ist der ganze Körper in Gefahr.

Die meisten Vorgänge in unserem Organismus funktionieren am besten im neutralen oder leicht basischen Milieu. Ausnahmen sind der Säureschutzmantel der Haut, der Krankheitserreger abwehren soll und die Salzsäure im Magen, die die Eiweißverdauung einleitet und die mit der Nahrung aufgenommenen gefährlichen Bakterien abtöten soll.

Die Übersäuerung wird vielleicht deshalb nicht genügend ernst genommen, **weil sie durch die Pufferfähigkeit des Körpers nicht sofort zur Krankheit führt.** Aber langfristig, wenn die Puffermöglichkeiten erschöpft sind, kann sie dann **um so massiver zur ernsten Gefahr werden.**

Solange die Nieren einwandfrei arbeiten und die Säure-Ausscheidung über die Atmung, den Darm und die Haut funkti-

Übersäuerung in der Natur

Wir alle kennen die Schäden, die die Übersäuerung (Saurer Regen) in der Natur anrichtet. Der Boden verliert durch die Säuren wertvolle Mineralien.

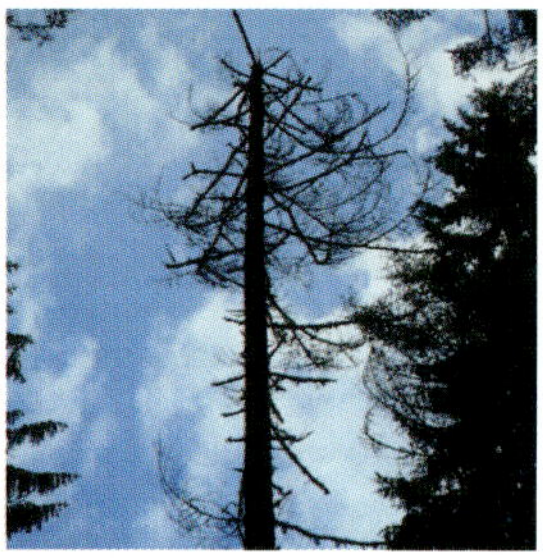

Waldsterben im deutschen Wald

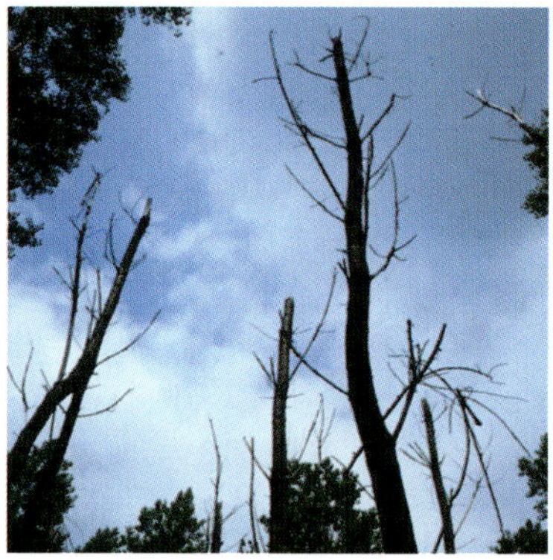

Sauer macht nicht lustig, wie es das Sprichwort meint, sondern krank, den Wald ebenso wie die Menschen. Während die Bäume lautlos vor sich hinsterben, scheinen sich im Inneren unseres Körpers ähnliche Säurekatastrophen abzuspielen. Mehr als 90 Prozent aller Deutschen sollen zur Kategorie „Saurer Mensch" gehören.

Für eine Übersäuerung kommen **verschiedene Ursachen** in Betracht: Säurebildende Ernährung, Giftproduktion im Dickdarm, Fäulnisherde im Körper, Stoffwechselentgleisung, Freie Radikale, Umweltbelastungen, Elektrosmog, Seelische Komponenten, Stress, mangelhafte Atmung und fehlende Bewegung.

oniert, **können wir durchaus mit einer vorübergehenden Säureflut fertig werden.**

Unsere Gesundheit könnte man mit dem Seiltänzer eines Balanceaktes vergleichen, der unaufhaltsam bestrebt sein muss, das Gleichgewicht zu halten, insbesondere das subtile Gleichgewicht zwischen Säuren und Basen. Jede Verschiebung dieses Gleichgewichtes, ob nun zugunsten eines Säure- oder eines Basenüberschusses, ist ein Angriff auf unsere Gesundheit und erhöht das Risiko organischer Störungen.

Der Begriff Säure-Basen-Gleichgewicht ist etwas irreführend. Man könnte denken, dass gleichviel Säuren wie Basen im Körper vorhanden sein sollten.

Nach Erkenntnissen des schwedischen Ernährungswissenschaftlers Ragnar Berg ist etwa das Verhältnis 80 Prozent Basen und 20 Prozent Säuren optimal für die biochemischen Lebensfunktionen. Insbesondere die zahlreichen Enzyme können nur dann einwandfrei wirken, wenn das natürliche Säure-Basenverhältnis besteht.

Basische Stoffe sind negativ geladen, die sauren Stoffe sind positiv geladen. Die Ausgeglichenheit zwischen beiden ermöglicht die Aufrechterhaltung von Lösungen, die Blut und Zellen im Wesentlichen aufbauen. Das Säure-Basen-Gleichgewicht ist also eine vom Körper geforderte Notwendigkeit.

Das Verhältnis von Säuren und Basen lässt sich in jeder Flüssigkeit durch den pH-Wert messen. Dieser pH-Wert (Abkürzung für potential Hydrogenii - Stärke des Wasserstoffs = **Wasserstoffionenkonzentration**) gibt an, ob eine Flüssigkeit sauer, basisch oder neutral ist. Bei pH 7,0 liegt eine neutrale Lösung vor, bei Zahlen höher als 7 eine basische und bei Zahlen niedriger als 7 eine saure Lösung.

Im Blut mit etwa 7,4 haben wir eine schwach basische Reaktion. Nur beim Magensaft (1,2 - 5,0) und im Harn (4,8-

Die Rolle des pH-Wertes

Der pH-Wert ist von großer Bedeutung für einen einwandfreien Ablauf der Stoffwechselvorgänge.

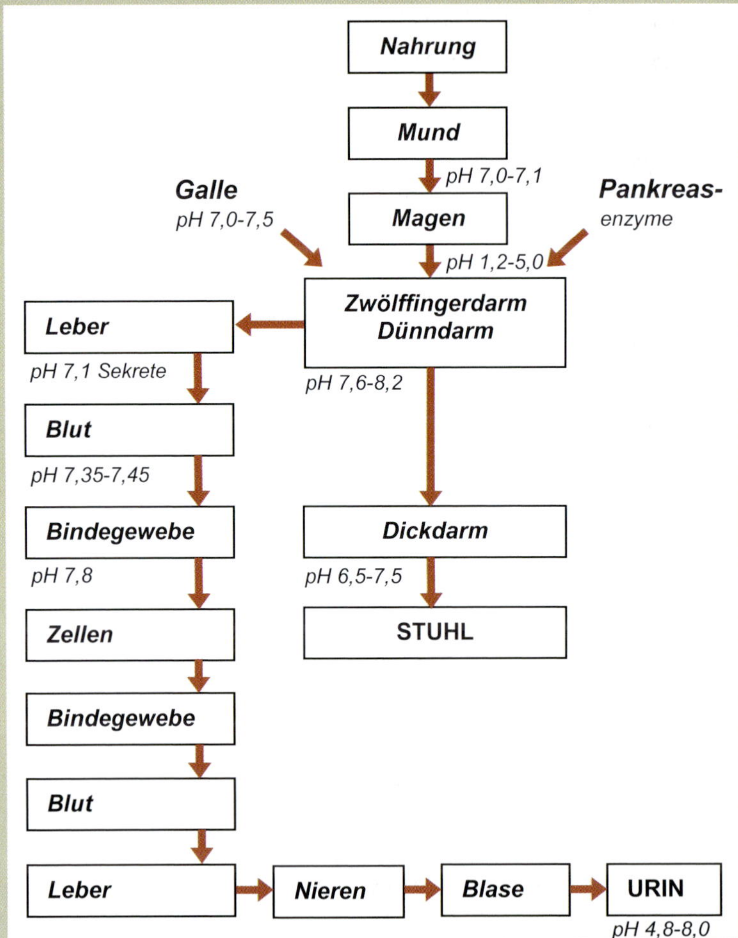

Stuhl: Wenn durch Gärungs- und Fäulnisprozesse bei gestörter Verdauung Säuren im Darm entstehen, entledigt er sich dieser störenden Substanzen durch Durchfall.

Urin: Ausscheidung der Schlackenstoffe

8,0) darf es zu größeren Schwankungen kommen. Alle anderen pH-Werte (Bauchspeichel 8,8, Galle 7-7,5. Darmsaft 7,6-8,2) der Körperflüssigkeit müssen in engen Grenzen gehalten werden, da z.B **die Funktionsfähigkeit der Enzyme vom pH-Wert abhängt.** Haben sie nicht den richtigen pH-Wert, werden die Stoffwechselprozesse verlangsamt.

Besonders wichtig ist der konstante pH-Wert im Blut, in Lymphe und Gewebe. Schon kleinste Abweichungen des pH-Wertes nach oben oder unten können lebensbedrohliche Zustände verursachen. Deshalb wird der Blut-pH-Wert von leistungsfähigen Puffersystemen konstant gehalten.

Würden die Puffer nicht in Aktion treten und die Nieren und die Lunge nicht Hilfestellung leisten, dann würde der Säure-Basenhaushalt empfindlich gestört werden. **Doch die besten Puffersysteme nützen wenig, wenn die Lunge krank ist oder die Nieren sehr geschwächt sind.** Dann kann der Organismus mit der Säureflut nur noch schwer fertig werden.

Die Lunge scheidet überwiegend die flüchtigen Säuren aus, die Niere die fixen Säuren und das Entgiftungsorgan Leber ist für die Ammoniakentgiftung zuständig, wobei Bikarbonatmoleküle verbraucht werden.

Doch wenn zu viele Säuren gleichzeitig ins Blut gelangen würden, wäre die Pufferkapazität schnell ausgeschöpft, was zur Folge hätte, dass das Säure-Basen-Gleichgewicht zusammenbrechen würde.

Wenn mehr Säure im Organismus entsteht, als ausgeschieden wird, **häuft sich die Säure im Bindegewebe an,** es kommt zu einer Säureüberlastung. Dies führt dazu, dass die Moleküle des Bindegewebes immer weniger Wasser binden können. **Das Gewebe verliert an Elastizität, die Struktur erstarrt.** Lymphstau, eine Funktionsbeeinträchtigung im Knorpel-, Sehnen und Bänderbereich können folgen.

Säure wird besonders gut durch Obst und Gemüse abgepuffert. Die Menge basenbildender Lebensmittel sollte stets größer sein, als diejenige säurebildender Nahrungsmittel. Wir sollten dem Körper durch Zufuhr basischer Nahrungsstoffe helfen, das Säure-Basen-Gleichgewicht wieder herzustellen.

Beim gesunden Menschen führt eine proteinreiche Ernährung, insbesondere Fleisch, die nicht durch basenbildende, also eher pflanzliche Nahrungsmittel ausgeglichen wird, zu einer Säurebelastung des Körpers. Verstärkt wird dies noch dadurch, **wenn der Dünndarm die Proteine nicht vollständig verdaut** und zusätzliche Fäulnisprodukte die Leber und damit eigentlich den gesamten Organismus belasten.

Der Körper versucht, durch eine Flüssigkeit mit einer Pufferkapazität das Bindegewebe durchzuspülen und die Säure herauszulösen. Wenn der Stoffwechsel gut funktioniert, werden die Stoffwechselendprodukte, die täglich anfallen, auch regelmäßig aus dem Bindegewebe entfernt und ausgeschieden.

Gerade bei Krebspatienten besteht nicht nur das Problem einer Übersäuerung des Gewebes, während das Blut immer alkalischer wird, **sondern auch das Problem einer Verschlackung im Mesenchym (Bindegewebe).** Wenn unser Körper die überschüssigen Säuren nicht mehr ausscheiden kann, muss er sie an Mineralien binden, damit sie keine Schäden anrichten. Sonst könnte ähnlich einer Verbrennung das Gewebe beschädigt werden.

Kristalline Einlagerungen im Bindegewebe, die von Abfallprodukten der Neutralisation von Säuren entstehen, können dann besonders Schmerzen auslösen, wenn sie sich in der Nähe von Nerven oder Nerven-Enden befinden.

Je mehr Säuren an den roten Blutfarbstoff (Hämoglobin) gebunden sind, desto weniger Sauerstoff kann das Blut in die lebenden Bezirke bringen. Eine intrazelluläre Übersäuerung ist sehr gefährlich, da bei einem konstanten Sauerstoffmangel in der Zelle ab einem bestimmten Grad die Zelle gezwungen wird, vom Verbrennungssystem in das Gärungssystem auszuweichen.

Ohne Sauerstoff fällt unser Körper auf anaerobe Bedingungen zurück, unter denen dann gefährliche Mikroorganismen bestens gedeihen können. **Bei einem übersäuerten Körper wird sozusagen ein Fäulnisprozess vorzeitig in Gang gebracht. Parasitäre Hefen und Pilze beginnen ihre Arbeit, solange sich eine starke Übersäuerung im Körper befindet.**

Wenn ein Mensch aufhört zu atmen, wird der Körper automatisch übersäuert. Mikroorganismen zersetzen dann den Leichnam und wandeln ihn zu einfachen Bestandteilen, in Mykrozyme, um. Asche zu Asche und Staub zu Staub. Es liegt allein in unseren Möglichkeiten, das saure Milieu zu ändern und wieder in eine gesunde Säure-Basen-Balance zu kommen.

Ein Zuviel an Säuren behindert den lebensnotwendigen Stoffaustausch zwischen den Millionen von Körperzellen. Wichtige Stoffwechselvorgänge werden dadurch gestört oder unterbrochen und damit befindet sich unser ganzer Körper in Gefahr.

Die Folgen von Sauerstoffmangel

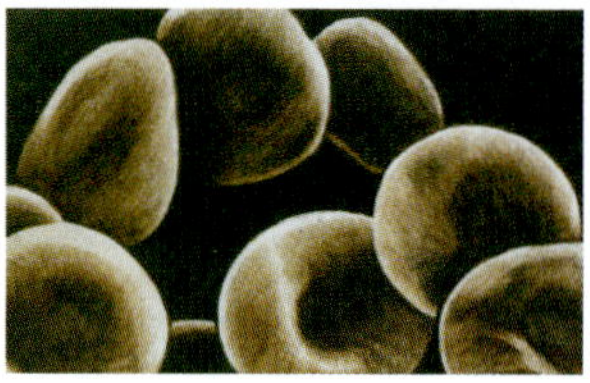

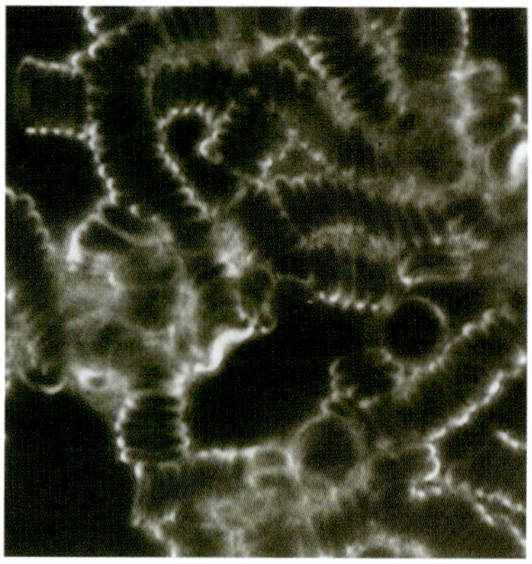

Oben: Gesunde Blutkörperchen

Rechts: Aneinander gelagerte Blutkörperchen. Geldrollenbildung.

Nur ein normaler pH-Wert garantiert eine normale Sauerstoffversorgung der Zellen. Bei Entgleisung des Säure-Basen-Haushaltes ergibt sich die sogenannte **Geldrollenbildung** bei den roten Blutkörperchen.

Es ändert sich die Polarität in den Zellen; statt sich abzustoßen, ziehen sie sich gegenseitig an. Dadurch wird die Gesamtfläche der Erythrozyten stark verkleinert und die **Sauerstoffverwertbarkeit** in den Zellen **stark eingeschränkt**.

Nach Dr. Freihofer ist die Sauerstoffnot (Hypoxie) eine der häufigsten Basiserkrankungen unserer Zeit, aus der sich eine Vielfalt von Krankheiten, auch Krebs, entwickeln kann. Hypoxie wird therapeutisch kaum erfasst.

Sauerstoff - Sauerstoffmangel

Alle unsere Zellen und Körperteile können nur dann gut funktionieren, wenn sie genügend mit Blut und Sauerstoff versorgt werden. Sauerstoff ist ein unentbehrliches Element für das Leben. Er wird bei der Photosynthese der Pflanzen abgegeben und von Mensch und Tier für die Atmung gebraucht.

Unser Körper holt sich die nötige Energie, indem er Kohlenstoff- und Wasserstoff-Atome aus der Nahrung mit Hilfe des Sauerstoffs verbrennt, wobei Kohlensäure und Wasser frei werden. Die roten Blutkörperchen sind das Transportmittel für den Sauerstoff. Durch sie wird der Sauerstoff in alle Zellen zu den Verbrennungsvorgängen transportiert, denn Sauerstoff ist für alle Oxidationsvorgänge unentbehrlich. **Man könnte sagen, dass in lebenden Organismen ein sich selbst unterhaltendes, sich selbst regulierendes und fortdauerndes Lebens-Feuer brennt.**

Ein Molekül Blutfarbstoff Hämoglobin, das ein Atom zweiwertiges Eisen enthält, bindet ein Molekül Sauerstoff. **Die Funktion des Hämoglobins besteht darin, in den Atmungsorganen Sauerstoff aufzunehmen und ihn an die Orte des Verbrauchs im Körpergewebe zu transportieren** sowie auch das dort gebildete Kohlendioxid aufzunehmen und dieses den Atmungsorganen zuzuführen, wo es nach außen freigesetzt wird.

Ist der Gehalt des Blutes an Blutfarbstoff herabgesetzt, entsteht Blutarmut. Chlorophyll, also das Blattgrün, ist dem Hämoglobin (Blutfarbstoff) sehr verwandt. **Es ist ein starker Sauerstoffträger und gleichzeitiger Träger des Co-Fermentes der Atmung.** Das Eisen im grünen Blatt ermöglicht die Bindung dieses Sauerstoffs im Blut, deshalb dient eine blattgrünreiche Nahrung, wie sie Waerland empfiehlt, sehr der inneren Atmung und daher der Gesundheit.

Wir selbst können wesentlich dazu beitragen, für eine bessere Sauerstoffzufuhr in unserem Organismus zu sorgen. Durch Gehen muss man kräftiger atmen. Jegliche Bewegung: Sport, Schwimmen, Radfahren, Trampolinspringen, Chi-Maschine und Zhendong - kann dem Körper Sauerstoff zuführen.

Nach dem bekannten Lymphologen Dr. Samuel West werden durch bewusstes Atmen die roten Blutkörperchen mit Sauerstoff aufgeladen. Damit werden sie negativ geladen. Sie stoßen sich dann gegenseitig ab, wie zwei Magnete mit dem gleichen Pol dies tun. Durch diese Abstoßung klumpen sie nicht zusammen, das Blut bleibt flüssig und kann rasch jede Zelle des Körpers erreichen. Gleichzeitig ist auch der Abtransport der Giftstoffe gewährleistet.

Gibt es aber nicht genügend durch Sauerstoff negativ geladene rote Blutkörperchen, dann funktioniert die gegenseitige Abstoßung nicht mehr. Die Blutkörperchen kleben zusammen und verursachen einen Stau (Abb. Seite 36).

Das blockiert auch die Eiweiße in den Kapillaren. Außerdem besteht die Gefahr, **dass Mineralien aus Sauerstoffmangel zusammenklumpen und ausfallen.** Wenn sie sich in den Gelenken ablagern, kann dies Arthritis erzeugen oder auch Arterienverkalkung. Eine Ursache ist, nach Dr. West, wie bereits gesagt, ein Mangel an Sauerstoff.

Sind die Blutbahnen blockiert, können sich auch Gifte zwischen den Zellen ansammeln. Die Glukose aus der Nahrung, zusammen mit dem Sauerstoff aus der Atmung, kann nicht mehr zu ATP umgewandelt werden und es fehlt dann an Energie. Nach Dr. West **ist Schmerz ein Mangel an Sauerstoff.** Wer Muskelschmerzen habe oder unter chronischer Müdigkeit leide, brauche nur genügend Sauerstoff in die Muskeln zu führen. Das aktiviere die Natrium/Kalium-Pumpe und erzeuge genügend elektrische Energie im Muskel, um wieder fit zu werden.

Nach Dr. Ardenne i**st der Abfall des arteriellen Sauerstoff-Partialdrucks die Ursache des Alterungsprozesses.** Wenn mit dem Blut weniger Sauerstoff ins Gewebe kommt, verengen sich die feinen Haargefäße, die den Austausch von Gasen und Stoffen zwischen Blut und Gewebe regulieren.

Dr. A. Vogel schreibt darüber folgendes: „Da Sauerstoffmangel eine der Hauptursachen ist, die zur Entartung der Zellen führen, sollten wir das regelmäßige Tanken von Sauerstoff nicht vernachlässigen."

Hier wird offensichtlich, wie wichtig es ist, nicht nur im Hinblick auf die Ursachen des Krebses, sondern auch auf die Erhaltung unserer Gesundheit einen zu hohen Eiweißverzehr (insbesondere Fleisch), wie er heute oft auch von wissenschaftlicher Seite empfohlen wird, unbedingt zu vermeiden. Bei vermehrtem Abbau des Eiweißes entstehen Ketonkörper (Aceton, Acetonessigsäure, Beta-Hydroxybuttersäure) und Harnsäure, wodurch die Gefahr einer Acidose besteht. Auch ein von nicht abgebautem Eiweiß überfülltes und blockiertes Bindegewebe kann zu Sauerstoffmangel führen und dadurch das Säuremilieu des Körpers vergrößern.

Gerade Sauerstoffmangel kann die Zellen dazu zwingen, vom Verbrennungs- in das Gärungssystem mit linksdrehender Milchsäurebildung auszuweichen und dadurch das ungebremste Zellwachstum des Krebses zu begünstigen und zu fördern.

Wesentliche Funktionen der Enzyme

Welcher Schaden entsteht, wenn Enzyme nicht richtig oder gar nicht funktionieren?

Zellatmung
wichtige Lebensenergie, reagieren als Zündfunke oder Drehscheibe des Lebens.

Abtransport
abgestorbener Körperzellen und Bakterien

Steuerung
im gesamten Stoffwechsel

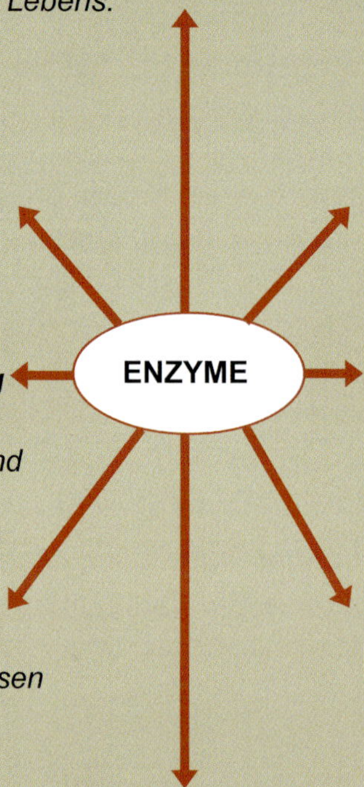

Beschleunigung
des Abbaus von Entzündungen und Giften

Zerlegung
fremder Bausteine der Nahrung und Überführung in körpereigene Substanzen

Übermittlung
von Nervenimpulsen

Aufbau
von neuem Fett, neuem Muskel- und Knochengewebe

Steuerung
der chemischen Reaktionen bei der Energiegewinnung, damit kein Schaden entsteht.

➔ **Ohne Enzyme:**
Keine Zellteilung, kein Wachstum, keine Fortpflanzung.

Enzyme - Enzymemangel

In der Zeit, in der Sie diese Zeilen lesen, geschehen in den etwa 3 Billionen Zellen Ihres Körper unzählige biochemische Reaktionen und bioenergetische Aktionen, die durch Biokatalysatoren, auch **Enzyme oder Fermente** genannt, ausgelöst und gesteuert werden. Man kann sie auch **als Zündfunken oder als Drehscheibe des Lebens bezeichnen.**

Bei den Enzymen handelt es sich um kompliziert aufgebaute Eiweißkörper, die in der Regel durch ihre Anwesenheit **auch in sehr kleinen Mengen chemische Reaktionen herbeiführen**, beeinflussen oder die Geschwindigkeit einer Reaktion verändern, ohne dabei selbst verändert zu werden. Als Katalysatoren bewirken sie chemische Vorgänge, die sonst gar nicht oder nur unter anderen Umständen ablaufen, wie z.B. unter höheren Temperaturen.

Das Leben konnte nur mit Hilfe von Enzymen entstehen und sich auch nur so weiterentwickeln. In allen Körperzellen gibt es deshalb unzählige Enzyme, die in der richtigen Quantität und Qualität vorhanden sein müssen, denn ohne diese Enzyme kann kein lebenswichtiger Vorgang im Körper ablaufen.

Sie sind die notwendigen Verbindungsteile, welche die verschiedenen Substanzen im Organismus miteinander verknüpfen, chemische Prozesse im Körper beschleunigen und lenken und dafür Sorge tragen, dass alles optimal abläuft.

Eine Verbrennung organischer Substanzen wäre bei unserer relativ niedrigen Körpertemperatur überhaupt nicht möglich. Dass dies trotzdem stattfindet, verdanken wir den Biokatalysatoren, den Enzymen.

Wir haben die Möglichkeit, unseren normalen Bedarf an Enzymen dadurch zu decken, indem wir unsere Ernährung danach ausrichten. Die von Pflanzen, insbesondere durch Rohkost, zur Verfügung stehenden Enzyme werden vom Darm absorbiert und für die Stoffwechselvorgänge im Körper genutzt. Dies hilft, dem Abbau der Enzym-Reserven vorzubeugen. **Jede Mahlzeit sollte mindestens aus einem Teil Frischkost bestehen, damit die Vitalstoffe und insbesondere die Enzyme erhalten bleiben.**

Enzyme sind sehr empfindliche Gebilde, die sich meist nur unter ganz bestimmten Umweltbedingungen betätigen können. Wegen ihrer chemischen Komplexität sind sie äußerst labil und beeinflussbar. **Da fast alle Enzyme Proteine sind, werden sie schon bei 40 Grad Celsius und mehr geschädigt,** die meisten verlieren ihre Wirkungskraft bei 50-60 Grad Celsius vollständig. Ein Kochprozess kann also Enzyme zerstören.

Doch Enzyme sind auch empfindlich gegenüber Schwankungen des pH-Wertes. Schlechte Fette, vor allem gehärtete und überhitzte Fette, können Apo-Fermente ebenfalls zerstören. Wenn mit der Nahrung Konservierungsstoffe aufgenommen werden, inaktivieren oder zumindest irritieren diese die Enzyme **und können unter Umständen die Zellatmung unterbinden** oder lähmen und damit Energiemangel auslösen.

Falls irgend ein Enzymsystem im Körper fehlen sollte oder in Unordnung gekommen ist, gerät der Stoffwechsel aus der Balance. Im Grunde genommen sind fast alle Lebenserscheinungen auf Enzymreaktionen zurückzuführen. Man kann davon ausgehen, **dass die Krankheitserscheinungen auch durch die Störung des Enzymsystems hervorgerufen werden können.**

Wird die Zelle zu sauer, können Enzyme nicht mehr reagieren. Wenn sich das Milieu nicht normalisiert, gehen Zellen zugrunde.

Eine Eiweiß-Speicherung, die zur Übersäuerung führt,

kann dadurch eine Enzym-Mangelkrankheit auslösen. Durch Enzym- und Vitaminmangel kann es Veränderungen an Haut und Schleimhäuten geben sowie Abwehrschwäche, Ausfälle von Nervenfunktionen, Wachstumsstörungen, Blutarmut, schlechte körperliche und geistige Leistungsfähigkeit und verzögerte Wundheilung.

Sehr viele Menschen werden mit Antibiotika behandelt. Dies verändert aber die Darmflora, d.h. Millionen kleiner Fabriken für Enzyme, Vitamine und Schutzsubstanzen, die für die Gesundheit notwendig sind, funktionieren nicht mehr richtig. Auch Gifte, die in den Körper gelangen oder im Körper durch Bakterien und Viren produziert werden, wirken enzymhemmend und enzymzerstörend. **Wenn die von Enzymen gesteuerten biochemischen Vorgänge ausfallen, treten die verschiedensten Mangelkrankheiten auf;** es kann durch den Ausfall von Enzymen auch zu schweren Krankheiten kommen.

Normalerweise produziert die Bauchspeicheldrüse einen hohen Überschuss an Enzymen. Erst wenn die Kapazität auf unter 20 Prozent gesunken ist, treten Beschwerden auf. **Wichtig hierbei ist der richtige pH-Wert.**

Das Immunsystem hat einen hohen Energieumsatz und ist auf eine adäquate Versorgung mit Enzymen, insbesondere auch auf das **Coenzym Q 10** angewiesen, das in der Atmungskette eine wichtige Rolle spielt. Kommt es zu erhöhten Belastungen des Körpers, werden auch vermehrt Enzyme benötigt und verbraucht.

Krebszellen haben eine gewisse Klebrigkeit, die von Fibrin-Ablagerungen stammt, mit der sie sich an der Innenwand eines Blutgefäßes festzusetzen suchen. Dann umhüllen sie sich mit einem Fibrin-Netz, um nicht erkannt zu werden.

Hier können fibrinlösende Enzyme eine große Hilfe sein. Die Enzyme hemmen offenbar die Tarnfähigkeit der Krebszellen.

Krebs ließe sich verhindern, solange das körpereigene Abwehrsystem nicht defekt ist und solange Enzyme vorhanden sind, die das Fibrin aufzulösen in der Lage sind, damit die Abwehr aktiv bleibt und auch Antigene, körperfremde Substanzen, erkennen und überwinden kann.

Enzyme zur Behandlung von Krebs wurden bereits von Indianern angewendet. Sie wussten schon lange vor Kolumbus von der Heilwirkung der Enzyme. Sie legten beispielsweise auf schlimme Wunden und bösartige Geschwulste Blätter der Papayapflanze auf. Die Papayapflanze gilt als proteolytische Enzymquelle.

Wissenschaftliche Untersuchungen zeigten in Tierversuchen, bei denen Bromelain oder Papain mit Melanomzellen zusammengebracht wurden, eine Verringerung der Lungenmetastasen um 80 Prozent.

Enzyme richten niemals von sich aus einen Schaden an, sondern sie tragen immer dazu bei, dass auch andere Maßnahmen noch wirksamer werden.

Nach Dr. med. Wolf-Dieter Beßing „wirken Enzyme wie Trypsin und insbesondere Chymotrypsin der erhöhten Blutklebrigkeit entgegen, was eine Hemmung der Metastasenbildung erklärt."

Es wurde festgestellt, dass das Blut gesunder Menschen reich ist an Enzymen. **Den bei weitem niedrigsten Enzymgehalt im Blut besitzen in der Regel Krebspatienten.**

Man darf annehmen, dass ein Mangel an Enzymen auch eine Voraussetzung schafft, an Krebs zu erkranken.

Enzyme können auf verschiedene Weise in das Tumorgeschehen eingreifen. So stimulieren sie vor allem das körperliche Abwehrsystem. Durch Einnahme von Enzymen kann die Zahl der Makrophagen und der Killerzellen enorm zunehmen und damit auch die Aktivität und Wirksamkeit des Immunsystems.

Are Waerland schreibt im „Handbuch der Gesundheit:" „Im grünen Blatt wohnt das größte physiologische Geheimnis des Lebens. Es enthält alle Vitamine, Mineralien und Eiweißstoffe, alle heilenden und wundertätigen Säfte und die aufgespeicherten Lichtschwingungen und Strahlen, die unumgänglich notwendig sind, damit alle Organe des menschlichen Körpers fehlerlos arbeiten können.

Dass **das grüne Blatt alle Lebensfaktoren enthält**, geht aus der Tatsache hervor, dass die größten und stärksten Tiere der Erde, wie Elefanten, Flusspferde, Bisonochsen, Pferde, Gorillas ihre Körper mit rein pflanzlicher Nahrung aufbauen. Auf dem grünen Blatt beruht alles Leben auf Erden!"

Wenn auch Enzyme im Körper selbst produziert werden, so kommen doch die biologisch aktivsten Enzyme von den Pflanzen. Hier wird besonders deutlich, dass eine gesunde Ernährung unbedingt auch Rohkost einschließen muss. Auf diese Weise können Sie auf direktem Wege Enzyme aus den Pflanzen gewinnen. Je mehr Frischkost Sie essen, desto mehr neues Leben fließt Ihrem Körper zu.

Stress-Situationen

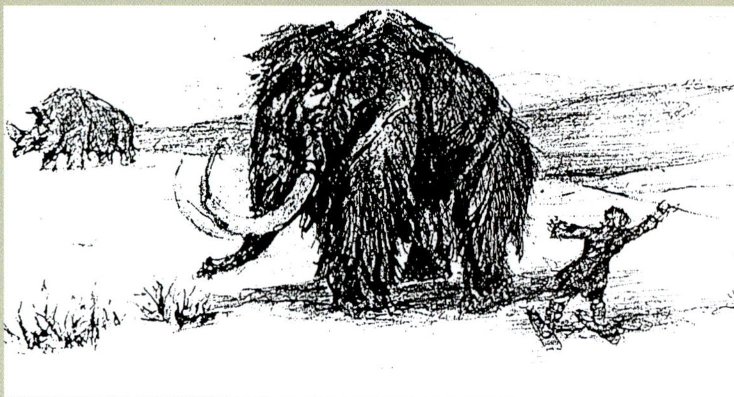

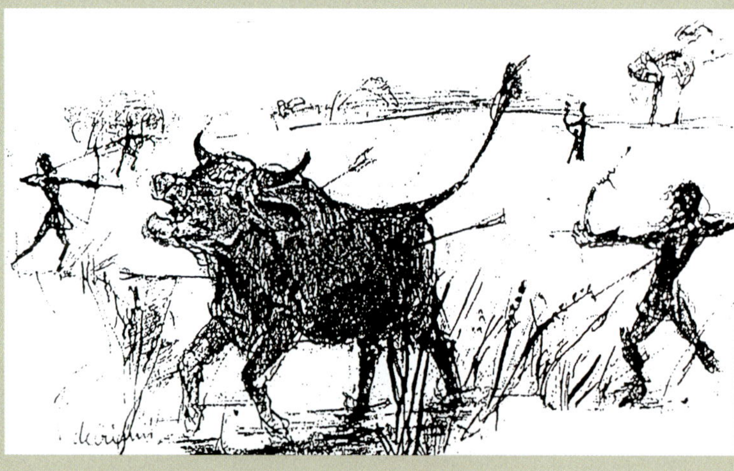

Und das passiert im Körper:

Erhöhter Stoffwechsel und **erhöhter** Energieverbrauch für Kampf und Fluchtreaktionen.

Adrenalin - Adrenalinmangel

Adrenalin gehört zur Gruppe der Katecholamine. Es wird im Nebennierenmark gebildet. Wenn der Mensch in Gefahr gerät, was in früherer Zeit im Kampf gegen wilde Tiere öfters der Fall war, musste für Kampf oder Flucht blitzschnell Energie zur Verfügung gestellt werden. **In solchen Stress-Situationen öffnet Adrenalin, man könnte es auch als Überlebenshormon bezeichnen, blitzschnell die Türe der Zellen, damit ein erhöhter Stoffwechsel erreicht und auch ein erhöhter Energieverbrauch möglich wird.** Adrenalin versetzt den Körper so in kürzester Zeit zu Höchstleistungen, um den Gefahren entgehen zu können.

Heute haben wir nicht mehr mit wilden Tieren zu kämpfen, aber mit sehr vielen Stress-Faktoren, **die der Körper auch als Gefahrensituationen registriert** und dementsprechend dem seit Urzeiten gemäßen Muster reagiert. Die Adrenalin-Produktion wird durch einen Teil des Nervensystems ausgelöst. Wenn eine Situation eine ganz schnelle kraftvolle Körperreaktion erfordert, sendet das Gehirn über die Hypophyse (Hirnanhangdrüse) ein automatisches Signal, ein Adrenocorticotrophes Hormon (ACTH) aus. Dies bewirkt durch das Nebennierenmark die direkte Ausschüttung von Adrenalin (80%) und Noradrenalin (20%) in den Blutstrom. Gleichzeitig wird auch die Schilddrüse aktiv und scheidet Tyroxin aus, wodurch alle Gewebe im Körper empfindlich werden für Adrenalin.

Wenn die Nebennieren gesund sind und einwandfrei arbeiten, geben sie genau so viel Adrenalin an das Blut ab, wie es zweckmäßig ist. Wenn die Nebennieren z.B. einen Tropfen Adrenalin an das Blut abgeben, wird er sofort um das ein- oder zweimilliardenfache verdünnt. Das ist vergleichbar mit einem einzigen Tropfen Tinte, der in 14 Millionen Litern Wasser aufgelöst wird, doch in unserem Körper befinden sich nur etwa viereinhalb Liter Blut. So kann man sich vorstellen, wie mikroskopisch klein die abgesonderte Adrenalinmenge ist.

Somit ist es verständlich, welch ein starkes Gift Adrenalin sein kann, **wenn es außer Kontrolle gerät. Immer wenn wir wütend oder von Angst erfüllt sind, werden die Nebennieren aktiver als sonst, und mehr Adrenalin fließt ins Blut, je nach dem Ausmaß der Angst und der Wut.** 56 Prozent aller Deutschen fühlen sich gestresst. Knapp 70 Prozent aller Krankheiten sind stressbedingt. Heute produzieren wir vielleicht noch mehr Stress-Hormone, als die Menschen in früherer Zeit.

Die Nebennierenrinde scheidet noch ein weiteres Stress-Hormon, nämlich Cortisol aus. Adrenalin und Cortisol rüsten den Organismus für Notfallreaktionen aus, **wobei Adrenalin als Kurzzeithormon und Cortisol als Langzeithormon wirkt.**

Bei andauernder psychischer oder physischer Belastung, insbesondere auch bei Dauerstress, z.B. bei einer Bettplatzbelastung (durch pathogene Erdstrahlung) sowie stärkerem Elektrosmog, was öfters der Fall ist, kommt das Zusammenspiel der Hormone zunehmend aus dem Gleichgewicht. **Die Balance der Hormone kann schließlich vollständig zusammenbrechen (Burn-Out-Syndrom).**

Während ein dauerhaft erhöhter Adrenalinspiegel zu erhöhtem Blutdruck, einem steigenden Blutzuckerspiegel und einer starken Herzbelastung führt, ist **mit einem Mangel an Adrenalin eine starke Einschränkung der Konzentrationsfähigkeit und der Vitalität verbunden.**

Bei andauernder Stresseinwirkung wird das Immunsystem geschwächt, **die Gefahr für Infektionen steigt an,** Magen und Darm werden langfristig zu wenig durchblutet, so dass die Gefahr von Schleimhautentzündungen und Magengeschwüren deutlich steigt. Kommt es zum Erliegen bzw. zur Erschöpfung der Adrenalinproduktion, so wird kein Zucker mehr direkt abgebaut, was zu zunehmender Überfüllung vieler Körperzellen führen kann.

Außerdem kann eine Übersäuerung des Blutes – 90 Prozent der Deutschen sollen zur Kategorie „Saurer Mensch“ gehören – auch zum Versagen der Adrenalinproduktion beitragen, da Adrenalin nur bei einem Blut-pH-Wert 7,4 voll wirksam ist.

Kommt es zu einer Erschöpfung der Adrenalinproduktion, dann bleibt der Zucker in der Zelle und wird nicht mehr ins Blut eingeschleust. Dies kann zu zunehmender Überfüllung vieler Körperzellen führen.

Die 81-jährige Ärztin Dr. Waltraud Fryda kam nach über 50-jährigen Erfahrungen mit Krebspatienten zu der Überzeugung, **„dass der gemeinsame Nenner der Krebserkrankung in einem jahrelangen Disstress liegt und in einem langsamen Versiegen der Adrenalin-Produktion, hervorgerufen durch eine jahrzehntelange unphysiologische Überproduktion des Hormons.“**

Nach neuesten Erkenntnissen geht man davon aus, dass Krebs durch permanente Stress-Situationen entstehen kann. Die Zelle fragt nicht, woher der Stress kommt. Darüber hinaus ist Krebs auch die Folge einer Störung in der Energieproduktion in den Kraftwerken der Zelle, den Mitochondrien, und damit ein Energieproblem. Zudem ist Krebs sowohl ein Sauerstoff- wie auch ein Adrenalin-Mangel-Problem.

Durch jahrelange Stressbelastungen kann sich die Adrenalinproduktion erschöpfen. Somit **hat der große Gegenspieler Insulin freie Hand, um unermüdlich Zucker in die Zellen zu bringen, was die Zellen aber nicht verkraften können. Zu viel Zucker kann die Zelle umbringen.**

Sie kann auf diese Weise eine tödliche Waffe sein. Also muss die Zelle mit dem Zucker fertig werden. Dazu gibt es zwei Möglichkeiten; entweder durch Gärung oder durch eine vermehrte Zell-Teilung, **denn beide Möglichkeiten verbrauchen sehr viel Zucker.**

So könnte der Tumor nichts anderes als die logische Folgerung von physischem und psychischem Stress sein, bei dem es zur Adrenalinschwächung und zur Übersäuerung kommt, wodurch auch Sauerstoffmangel entsteht.

Eine gesunde Zelle baut die vom Blut gelieferte Glukose vollständig zu Wasser und Kohlendioxid ab und gewinnt mit diesem Prozess die benötigte Energie für Stoffwechsel und Wärmehaushalt. In der Krebszelle passiert etwas anderes: **Die Glukose wird ganz oder teilweise zu Linksmilchsäure vergoren** und benötigt daher weniger oder keinen Sauerstoff. Je mehr Milchsäure durch Gärung entsteht, desto bösartiger ist der Krebs. **Krebszellen sind enorme Glukose-Fresser.** Das Fatale ist, dass die Krebszelle ebensoviel Energie zum Überleben benötigt, wie die normale Zelle. Deshalb **steigert sie die Aufnahme von Zucker um das 19-fache.** Bei Krebs kippt der Zellstoffwechsel komplett um, da Energie ohne Sauerstoff gewonnen wird.

Als Folge werden nicht wie bei der Oxidation 38 ATP gebildet, sondern nur 2 ATP (Adenosintriphosphat). Dabei entstehen neben der linksdrehenden Milchsäure, die zur Übersäuerung beiträgt, auch noch giftige Abfallstoffe.

So ist Krebs in erster Linie ein Glukose-Verwertungs-Problem und in diesem Sinne auch ein Stoffwechsel-Problem. Krebs und Diabetes gehören in die gleiche Krankheitsklasse. Auch für Diabetiker besteht ein Krebsrisiko bei hohem Blutzuckerspiegel.

Frauen mit hohem Blutzuckerspiegel weisen ein deutlich erhöhtes Risiko für Brustkrebs auf. Laut einer schwedischen Studie vom Karolinska Institut **kann eine zu hohe Zucker-**

aufnahme über einen langen Zeitraum die Entstehung von Pankreas-Karzinomen fördern. Bei häufigem Verzehr gesüßter Getränke, darunter insbesondere gezuckerter Kaffee, war das Risiko, ein Pankreaskarzinom zu entwickeln, noch bis zu 70 Prozent erhöht.

Es gibt aber noch einen wesentlichen Gefahrenpunkt: **Krebszellen produzieren vermehrt linksdrehende Milchsäure,** welche die Funktion von T-Lymphozyten (Killerzelle), die Zytokine (Botenstoffe für erfolgreiche Immunabwehr) herstellen, beeinträchtigt. **Die linksdrehende Milchsäure unterdrückt die Zytokin-Produktion** der T-Lymphozyten bis zu 95 Prozent. Die gebildete linksdrehende Milchsäure schützt die Tumorzellen vor einem Angriff des Immunsystems. Gleichzeitig zerstört sie die umgebende Matrix (Bindegewebe) und ermöglicht es so den Tumorzellen, in andere Gewebe einzudringen und zu metastasieren.

Wenn eine Hauptursache des Krebsgeschehens in einem jahrelangen Disstress liegt, so ist es sicher notwendig, sich noch eingehender mit dem Stressgeschehen auseinanderzusetzen und die verschiedenen Zusammenhänge und Regelmechanismen zu erfassen. Sehr viele Möglichkeiten liegen in unserer Hand, in das Geschehen einzugreifen und bewusster die verschiedenen negativen Ursachen möglichst zu vermeiden oder - noch besser - ganz zu beseitigen.

Stress auslösende Ursachen

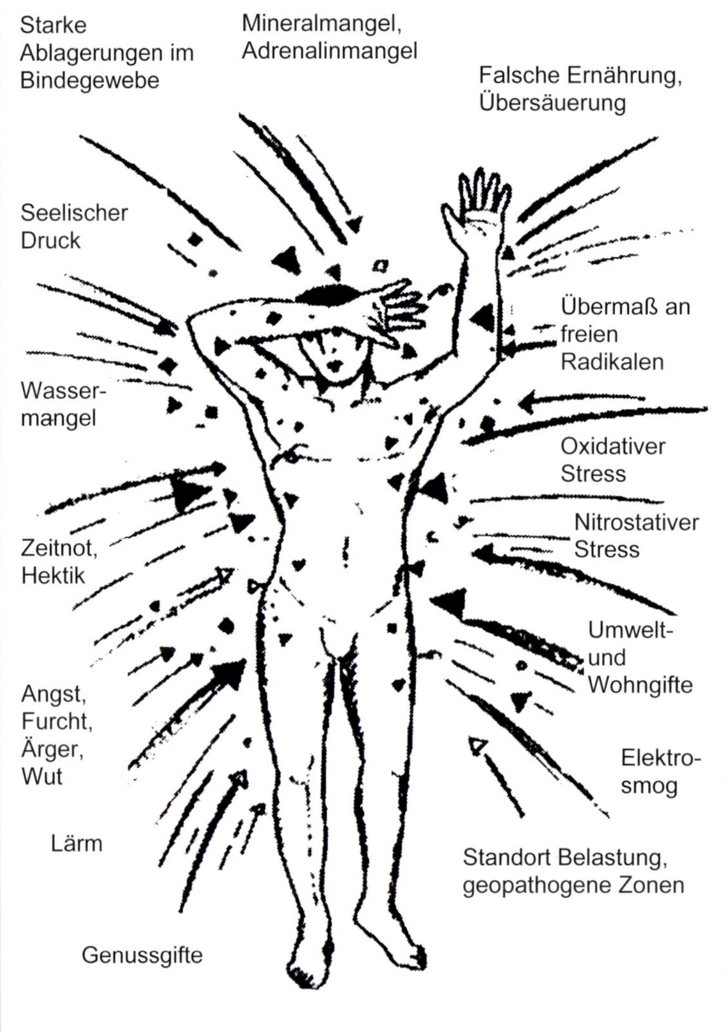

Ursachen von Stress - Dauerstress

Der Begriff Stress tauchte erstmals im 17. Jahrhundert im Englischen auf und wurde im Sinne von Not und Mühsal gebraucht.

Heute sprechen wir von Stress, wenn wir überfordert, gereizt und angespannt sind. Nach den Stressforschern Prof. Selye und Prof. Vester ist Stress ein ganz normaler Vorgang.

Unser Körper wurde vor langer Zeit erschaffen und die Entwicklung musste viele Gefahren und Umweltbedingungen aushalten. **So hat sich in unserem Körper ein Anpassungssystem entwickelt, das Gefahren schnell ausweichen oder überwinden soll.**

Unsere Hormone, die auch Überträgersubstanzen von unseren Gedanken und Informationen und direkt mit allen Organzellen verbunden sind, organisieren in Sekundenschnelle Energie. Sie stellen Stoffe zur Verfügung, die notwendig sind, um in der Gefahr schnell reagieren zu können, wie es in früheren Zeiten der Fall war, es galt, vor wilden Tieren zu fliehen oder gegen sie zu kämpfen.

Unser Körper reagiert auf Stress wie folgt: Bei plötzlicher Gefahr **setzen die Nebennieren Adrenalin frei,** um den Körper auf sofortiges Handeln, „Kampf oder Flucht“, vorzubereiten.

Der Puls wird schneller, der Blutdruck erhöht sich, und Blut strömt in die Muskeln. Hält die Bedrohung länger an, dann scheidet die Nebennierenrinde Cortisol aus, dessen Wirkung noch nicht in vollem Umfang bekannt ist.

Cortisol agiert langsamer als Adrenalin und sorgt für eine allmähliche Steigerung des Blutdrucks, **verbraucht aber dabei auch lebenswichtige Substanzen wie Kalium (was zu Herzrhythmusstörungen führen kann) und erhöht, wie Adrenalin, auch die Klebrigkeit der Blutplättchen.**

Reaktionen der endokrinen Drüsen

➔ In einer normaler Situation

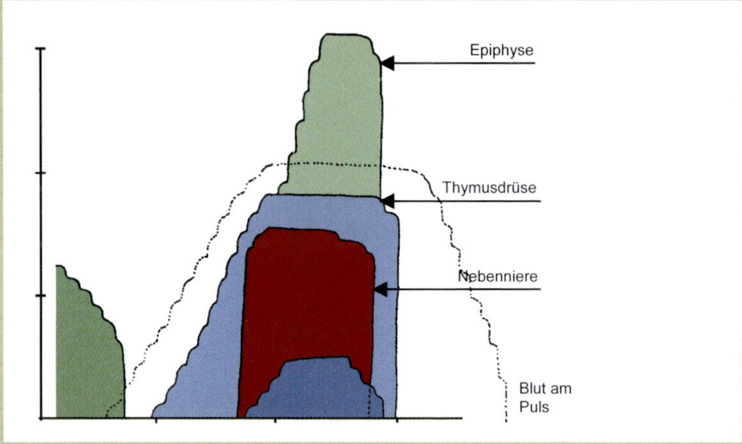

➔ In einer Stress Situation

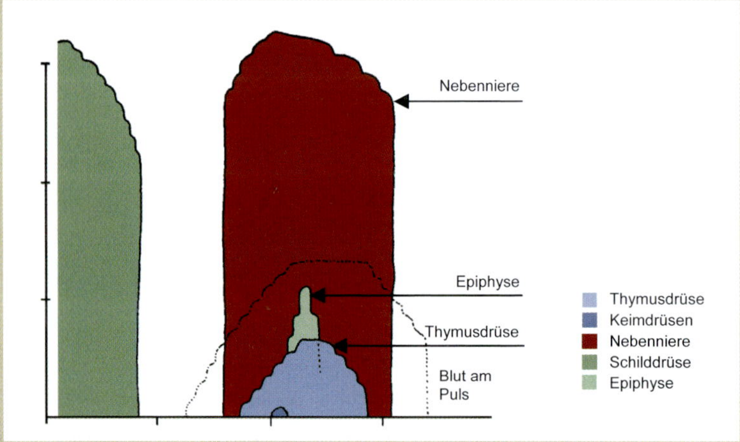

Anm.: Werte nach Messungen von Dipl.-Ing. Robert Endrös.

Das wiederum fördert die Bildung von Blutgerinnseln und steigert die Bereitschaft zur „Kampf-oder-Flucht“-Reaktion.

Die unwillkürlichen Abläufe, die damals das Leben retteten, erweisen sich in unserer heutigen Gesellschaft als lebensbedrohend, **weil sie den Körper auf ein Verhalten vorbereiten, das heute nicht mehr in die Tat umgesetzt wird**. „Es ist, als ob man bei blockierten Bremsen aufs Gaspedal tritt“, meint Dr. Eliot.

Stress ist sozusagen eine Art Kriegszustand, in dem der Körper auf Hochtouren läuft und seine Energien verbraucht. Stress kann körperliche Rhythmen stören, insbesondere die Schilddrüse und die Nebennieren entwickeln eine sprunghafte Aktivität, dagegen fallen die Thymusdrüse, die Keimdrüse und die Epiphyse (Zirbeldrüse) empfindlich zurück.

In der Medizin (Endokrinologie) ist l**ange schon bekannt, dass auf eine erhöhte Ausschüttung vom Nebennierenrindenhormon Adrenalin bei Stress-Situationen der Thymus mit einer Verkleinerung reagiert.**

So gibt es verschiedene Ursachen für negativen Stress: Eine Bettplatzbelastung durch Störzonen kann zu einer pH-Wert-Verschiebung in den sauren Bereich, **zu einem Dauerstress und zur Immunschwäche führen.**

Dipl.-Ingenieur Robert Endrös hat in jahrelangen Untersuchungen und Messungen dieses Phänomen stets bestätigt und dokumentiert.

Während der Körper sich auf leichten Stress noch ganz gut einstellen kann, versagen die Anpassungsmechanismen bei schwerer und vor allem bei dauerhafter Belastung. **Dauerstress kann sich sehr schädlich auf Körperorgane und Körperzellen auswirken.**

Heute produzieren wir vielleicht noch mehr Stresshormone, **ohne dass wir die bereit gestellte Energie in Bewegungsenergie umwandeln können.** Was soll unser Körper mit den überschüssigen Energien tun? **Die Energie kann sich dann gegen uns selbst richten.** Stoffe, die nicht im Stoffwechsel verbrannt werden, müssen irgendwo hin und werden abgelagert, wo sie auf die Dauer gefährlich werden können. Sie stören die anderen Abläufe und **stellen einen inneren Stoffwechselstress dar.**

Die Anspannung baut sich langfristig nicht mehr ab. Heute gibt es kaum mehr Gelegenheit, nach familiären Spannungen einen Fluss zu durchschwimmen, oder von Lärm gequält, auf einen Baum zu klettern.

Es ist auch kaum möglich, mit lautem Geschrei oder einer Kraftäußerung auf eine Beleidigung, Anschuldigung oder Demütigung zu reagieren. Deshalb sollte, wenn möglich, Stress buchstäblich abgearbeitet werden, z.B. durch Gartenarbeit oder Joggen oder Gymnastik usw.

Wenn der Stress-Energiestoff nicht verbraucht wird, kommt es im Körper zur Verstoffwechselung auch durch das Enzym Monoaminoxidase (MAO), wodurch Aldehyde, Ammoniak und Wasserstoffperoxid (freie Radikale) entstehen können.

Stress-Abbau benötigt viel Wasser. **Wenn dies aber nicht vorhanden ist, wird durch den Neurotransmitter Vasopressin eine Gefäßverengung ausgelöst,** um mit dem wenigen Wasser auszukommen. **Dadurch kann Bluthochdruck entstehen.** Wassermangel kann auch zu einer Austrocknung der Zellen, insbesondere im Gehirn, führen; **deshalb ist es wichtig, in Stress-Situationen genügend reines Wasser zu trinken.**

Gefahr durch Dauerstress: Werden die Alarmsignale des Körpers nicht zur Kenntnis genommen und hören Stress und Dauerbelastung nicht auf, kann es passieren, dass sowohl die

Organe als auch das vegetative Nervensystem so angegriffen werden, dass es zu einem Zusammenbruch der Leistungsfähigkeit und zu körperlichen Schäden kommen kann. **Was zu innerem Dauerstress führt, ist insbesondere die Übersäuerung des Körpers durch falsche Ernährung.**

Prof. Selye machte die Feststellung, „dass es bei andauerndem Stress zur „Fixierung“ des Notfallprogramms“ kommen kann, was sich u.a. in Bluthochdruck, Magensaftüberproduktion, Schlaflosigkeit, Erschöpfungszustände, Asthma, Migräne, Hautausschläge, Herzinfarkt, Hirnschlag, psychischen Leiden und **Krebs** äußern kann.

Menschen im Dauerstress haben ein drei- bis fünffach höheres Risiko für Viruserkrankungen.

Wenn ein Mensch andauernd und ohne Entspannungsphasen der Stress-Spannung ausgesetzt ist, wird der mit Stress-Hormonen überhäufte Körper anfällig für eine Vielzahl von Krankheiten.

Auf Spannung muss immer auch eine Entspannungsphase folgen, wenn man das Gesetz der Natur beachten will. Je intensiver der Stress, desto tiefer sollte die Entspannung sein. Bei ununterbrochenem Stress kommt es aber nicht zur Entspannung und der Körper wird krank.

Es entsteht ein Adrenalinmangel, was einen Insulinismus verursachen und damit zu Zellgärung oder übermäßigen Zellteilungen führen kann. Schon seit langem sehen Wissenschaftler einen engen Zusammenhang zwischen seelischem, körperlichem und umweltbelastendem **Stress und Krebs.**

Übermäßiger Stress entsteht im allgemeinen aus dem Missverhältnis zwischen persönlichen Erwartungen und dem Umfeld, in dem man lebt.

In der psychiatrischen Praxis werden zwei Hauptprobleme

unterschieden: **1. Stress infolge eines Verlustes** - etwa eines geliebten Menschen, des Arbeitsplatzes oder unerfüllter hoher Wünsche. **2. Stress infolge einer Bedrohung** - unerfüllte Ziele, Gesundheitsprobleme, Sicherheitsprobleme - was Depression oder Angst oder beides hervorrufen kann.

Eine Schwierigkeit der Stress-Situation ist oft, dass der Betroffene seine Lage nicht mehr objektiv sehen kann; manchmal hilft es schon, einfach Dinge zu unterlassen, die die Situation noch verschärfen könnten.

Stress ist die unspezifische Reaktion des Körpers auf jede Beanspruchung, sei sie unangenehm oder angenehm.

Prof. Selye hat festgestellt, dass es zwei Grundtypen von Menschen gibt: „Rennpferde", die im Stress gedeihen; für die Aktivität und Hektik lebenswichtig sind und „Schildkröten", die Ruhe, Frieden und eine allgemein beschauliche Umwelt brauchen.

Wie wir bereits wissen, beginnt Stress im Kopf. Schließlich gibt die Natur auch dem größten Glückspilz nur ein begrenztes Maß an Energie mit, um dem Stress zu widerstehen und es wäre einfach dumm, sie an Ärger zu verschwenden.

Prof. Selye meint: „Ebenso wie wir alle geborene Egoisten sind, sind wir auch geborene Altruisten. Es besteht nur die Gefahr, dass ein ins extrem gesteigerter Altruismus gegen unsere Natur geht, gegen die biologischen Grundlagen des Lebens und **dass er Stress durch Enttäuschung und Verbitterung schafft.**

Wichtig ist, als erstes sein eigenes Stressniveau zu finden und festzustellen, ob man ein Rennpferd oder eine Schildkröte ist, um dementsprechend zu leben. Als zweites sollte man sich Ziele setzen und sich vergewissern, **dass es auch wirklich die eigenen und nicht solche Ziele sind, die andere einem aufzwingen wollen.** Und das dritte ist altruistischer Egoismus - **sich selbst der Nächste sein, indem man für andere da ist.**

In unserer leistungsorientierten Gesellschaft, in der wir es gewöhnt sind, Ziele zu erreichen, indem wir zugreifen und festhalten, **haben wir vielfach das Loslassen verlernt.**“

Stressfolgen können sehr gut durch eine gezielte Ernährung abgefangen werden. Natürlich können stressbedingte Leiden nicht einfach „weggegessen“ werden. Doch es ist besonders wichtig, das Immunsystem zu unterstützen. Da Stressbelastungen die essentiellen Nährstoffe buchstäblich auffressen, sind in erster Linie die **Vitamine der B-Gruppen** sowie die Vitamine C, A und E von gesteigertem Bedarf betroffen. Im Bereich der Mineralstoffe muss auf die optimale Versorgung mit **Kalium, Kalzium, und vor allem mit Magnesium** geachtet werden. Auch die Spurenelemente Zink und Selen werden bei Stress bevorzugt verbraucht.

Wenn wir im Getriebe des Alltags die Kraft besitzen, loszulassen, um so weit wie möglich in die innere Ruhe zu kommen, trägt dies sehr dazu bei, unsere Seele zu stärken. Dies verhilft uns dann zum Sieg auch über die negativen Züge und Neigungen unserer persönlichen Natur. So können wir, trotz aller Stressoren, einen ganz wesentlichen Beitrag für unsere Gesundheit leisten.

Wer bereits krebsverdächtig oder krebsbelastet ist, sollte alles daransetzen, um aus jedem Dauerstresszustand unbedingt herauszukommen. Ein wesentlicher Dauerstressfaktor ist dabei ein von Störstrahlung belasteter Bettplatz. Näheres hierzu folgt im nächsten Kapitel.

Geopathogene Störstrahlung und Krebs

Tag und Nacht erreicht uns eine Strahlung aus dem Kosmos und ebenso eine Strahlung aus der Erde, denn auch die Erde gibt Energie ab. Man spricht allgemein von der Wärmeausstrahlung des Bodens. Diese Strahlung ist ohne weiteres im Infrarotbereich technisch messbar.

Die Wärmestrahlung entsteht beim radioaktiven Zerfall von Bodenmolekülen in der Erdkruste und wird als Neutronenstrahlung im Boden teilweise in Mikrowellenstrahlung umgewandelt, aus dem sie als solche austritt. **Diese elektromagnetische Umgebungsstrahlung erreicht mit der kosmischen Strahlung alle biologischen Systeme, so auch den menschlichen Körper und ist für die Erhaltung des Lebens notwendig.**

Unsere Wohnumwelt mit einem günstigen Wohnklima kann sehr zu unserem Wohlbefinden und somit zur Erhaltung unserer Gesundheit beitragen. Wohnen kann die Lebensfreude beeinflussen, auch im Alter; es kann die Kreisläufe anregen und den Energiefluss im Körper fördern. Die alten Chinesen sprachen vom „gesunden wohnen". Aus China sind uns aus dem 2. Jahrtausend v. Chr. Gesetze überliefert, die den Bau von Häusern auf gestörten Standorten untersagten. Auch mussten dort die Häuser entsprechend dem erdmagnetischen Feld ausgerichtet und gebaut werden, **denn das natürliche Strahlungsfeld kann durch unterirdische Wasserbewegungen oder durch geologische Brüche gestört sein.** Wenn sich im Boden fließendes Wasser durch Poren des Gesteins hindurchzwängt, bilden sich Wirbel aus und es entsteht ein unregelmäßiges Pulsieren. Das im Boden sich bewegende Wasser erzeugt einen sogenannten „Strömungsstrom" mit elektrischen und magnetischen Feldern. Es kommt zu einer positiven Ladung der Wassermoleküle und zur Ausbildung eines flussaufwärts gerichteten elektrischen Feldes.

Dieses elektromagnetische Feld rings um die Wasserader bewirkt eine Ablenkung und Bündelung des aus den tiefen Schichten der Erde kommenden „Neutronenstroms". Die elektromagnetische Strahlung **tritt dabei nicht mehr gleichmäßig, sondern gequantelt auf, d.h. sie zeigt sich in hochfrequenten Bündeln oder Streifen.**

Die so veränderte Mikrowellenstrahlung kann, je nach Standort, **auf den schlafenden Körper langfristig einwirken und ihn schädigen**. Der österreichische Arzt univ. med. Dr. Lothar R. v. Kolitscher sagt, dass durch starke Störzoneneinflüsse **die Abwehrkraft des Menschen geschwächt wird** und mit der Zeit jede Krankheit aufkommen kann.

Durch wissenschaftliche Arbeiten, insbesondere von Dr. Hartmann, Eberbach, wurden **Fälle von Krebserkrankung in Zusammenhang mit gestörten Schlafplätzen bekannt.** Einen umfangreichen Nachweis erbrachte schon 1929 Gustav Freiherr von Pohl mit der Wünschelrute. Die Störzonen der niederbayerischen Stadt Vilsbiburg wurden in einen Stadtplan eingetragen und unabhängig davon wurde von amtlicher Seite festgestellt, wo Krebsfälle aufgetreten waren. In einem amtlichen Protokoll **gab es eine Übereinstimmung der Krebstodesfälle mit den von Freiherr von Pohl eingezeichneten unterirdischen Wasserläufen.**

Später erbrachte Stängle mit einem Szintillationszähler, bei dem als Szintillator Natriumjodid verwendet wurde, welches allgemein zum Nachweis von Gammastrahlen bevorzugt wird, den Beweis, dass alle Stellen, die von Freiherr von Pohl mit der Wünschelrute gefunden wurden, erhöhte Reizstreifen aufwiesen mit einer mehr als doppelt so großen Strahlungsintensität als über den angrenzenden Stellen. So konnte er den Beweis für die Menschen erbringen, denen die Wünschelrute noch als wissenschaftlich zweifelhaft gilt.

Geopathogene Störzonen

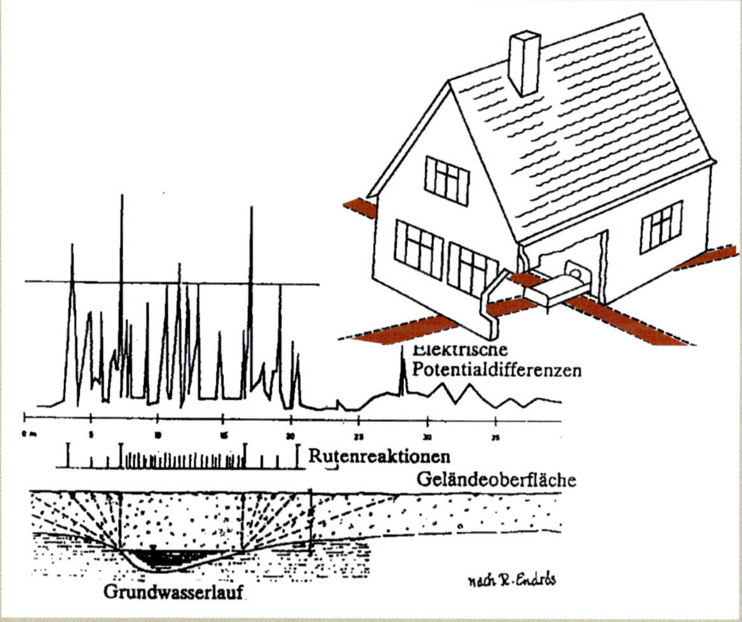

Auswirkung von Störzonen auf unser Blut:

Über der Störzone entsteht eine Anomalie des Erdmagnetfeldes. Das Blut verliert seine magnetische Eigenschaft. Normale Frequenz 10^{23} wird zu 10^{35} und noch weiter zu 10^{50} (Eine 1 mit 50 Nullen.) Der Mensch erhält keine kosmische Energie mehr.

Die Entstehung von Zellgiften:

Störzonen strahlen äußerst ultrahochfrequente Schwingungen ab. Über Störzonen wird die Luft stark ionisiert, Luftmoleküle werden einseitig pluspolig aufgeladen, aus 6:4 wird 1:4 bis 1:6. In der Nacht ist die Ionisierung um das Dreifache stärker als am Tag. Wenn ionisierende Strahlung auf Wasser trifft - unser Körper besteht etwa 70 Prozent aus Wasser - können Wasserstoffradikale entstehen und zu Zellgiften werden.

Unser Körper ist nicht nur ein physikalisch-chemisches System mit 10 Billionen Zellen, sondern auch ein dynamisches System. Dieses dynamische System ist mit hochspezialisierten Zellen ausgestattet, die in ständiger Aktivität miteinander korrespondieren. Besonders die zwei übergeordneten Steuersysteme, nämlich das Hormonsystem und das vegetative Nervensystem **halten durch ein ständiges Wechselspiel von elektrischer Ladung und Entladung alle lebenswichtigen Vorgänge aufrecht.** Nach den in Russland veröffentlichten Arbeiten von Presmann sind Mikrowellen für die Informationsübertragung in den Zellen verantwortlich.

Wirkt eine unphysiologische, gequantelte Strahlung auf den menschlichen Körper ein, so werden - **wie bei einer Stress-Situation -** von den Drüsen Hormone ins Blut ausgeschüttet. Es kommt zu einer **erhöhten Aktivität der Drüsen, vor allem der Nebennieren mit Adrenalin und der Schilddrüse**. Eine unausgeglichene Funktion der Schilddrüse kann auch eine psychische Erkrankung auslösen.

Durch die gesteigerte Hormonproduktion läuft der menschliche Körper auf Hochtouren und **wird mit der Zeit erschöpft und die Widerstandskräfte erlahmen.**

Außerdem lässt **durch die Stress-Situation die Aktivität der Epiphyse (Zirbeldrüse) und der Thymusdrüse nach**, wodurch das Regenerations- und Schutzhormon Melatonin und auch die Immunaktivität des Körpers abnimmt. Bekannt ist die überragende Bedeutung des Thymushormons für die Immunisierung. **Bei permanenter Schwächung ist daher ein krebsauslösender Faktor gegeben** (siehe Abb. Seite 54).

Auch die Epiphyse (Zirbeldrüse), die die geistige Funktion des Gehirns gewährleistet, mit den zwei in ihr entstehenden Hormonen **Serotonin** und **Melatonin**, kann durch eine ständige Schwächung in Gefahr kommen. Melatonin ist eines der stärksten Antioxidantien, die wir kennen, es sorgt dafür, dass freie Radikale die Zellen, insbesondere im Gehirn, nicht schädigen. Melatonin hat auch die Aufgabe, den Thymus zu schützen und seine Funktionen bis ins hohe Alter zu bewahren.

So wird deutlich, wie verhängnisvoll insbesondere für das Immunsystem ein Dauerstress und und einer damit verbundenen Dauerschwächung von Thymus und Epiphyse für den ganzen Körper ist.

Nach Dr. med. Karl Gartner, Wien, kann auch durch den Strahleneinfluss das Grundsystem (Bindegewebe) des Körpers belastet werden, da es auf **die elektrische Leitfähigkeit des Gewebewassers einwirkt und damit die Beweglichkeit der Abwehrzellen behindert**. Wenn die Abwehrkräfte des Körpers ausgelastet sind, bleibt nicht mehr genug Abwehrkraft übrig, um etwaige Fremdstoffe durch eine akute Entzündung aus dem Körper auszuscheiden. **Die Folge ist schließlich die chronische Entzündung.**

Je nach Konstitution und Vitalität kann sich durch den Strahleneinfluss früher oder später die Abwehrfähigkeit des Körpers erschöpfen, so dass zu diesem Zeitpunkt dann ein Tumor zum Ausbruch kommen kann.

Schon eine geringfügige Bettumstellung kann den Menschen manchmal aus den krankheitsverursachenden Bodenstör-Reizpunkten herausbringen. Durch Messungen mit dem Geomagnetometer, der Wünschelrute oder der Bioantenne können solche Standorte gemessen, getestet und neutrale Schlafstellen ermittelt werden.

Dr. Gertrud Hemerka aus Wien hat noch einiges hinzuzufügen: „Natürlich entstandener Krebs ist häufig standortbedingt. Er wird u.a. über geopathogenen Reizzonen ausgelöst. Diese geopathogenen Störungen übermitteln destruktive Informationen und sind eine wesentliche Voraussetzung für das

Krebsgeschehen. Dafür genügen Reize, die über lange Zeit einwirken.

Wir sind auf unserem Planeten ständig Strahlungen ausgesetzt; schließlich sind Strahlungen und Materie die beiden grundlegenden Formen der Energie unseres Universums. Jedes Lebewesen auf unserer Erde ist daher ständig von unterschiedlicher Strahlung umgeben und durchdrungen.

Viele dieser Wellen und Strahlen sind heute physikalisch messbar. Trotzdem gibt es noch ein Phänomen, mit dem sich namhafte Wissenschaftler der Physik beschäftigt haben, die aber von den Medizinern bisher noch nicht zur Kenntnis genommen wurden: Die geopathogenen Zonen, die im Volksmund „Erdstrahlen“ genannt werden. Grundsätzlich benötigt der Mensch - auch am Schlafplatz - eine bestimmte Qualität und Intensität von Erdenergien, **nicht jedoch bestimmte Reiz- und Störzonen.**

Seit vielen Jahren wissen Radiästheten und Ärzte, die sich mit Radiästhesie beschäftigt haben, über den Zusammenhang zwischen geopathogenen Zonen und Krebs Bescheid. Ich zitiere dazu Dr. E. Hartmann: „Wenn ich daran denke, wie vielen Krebspatienten allein durch Schlafplatzwechsel die Beschwerden gelindert werden können, wie viele Rezidive nicht auftreten, wie viele Metastasen ausbleiben und wie vielen man das Leben verlängern könnte, dann bin ich erschüttert, dass man die von uns empfohlene, nichts kostende Maßnahme missachtet, belächelt und verspottet.

Dass durch die Vermeidung der spezifischen „Krebspunkte“ die meisten Krebsleiden nicht mehr entstehen würden, ist eine Behauptung, die ich und meine Freunde aufrechterhalten.

Seit ungefähr 30 Jahren ist kein wesentlicher Fortschritt in der Behandlung bösartiger Tumore gemacht worden. Strahl-, Stahl- und Chemotherapien sind bis jetzt die einzigen Waffen gegen Krebs. Sie konnten die Überlebensrate nicht wesentlich verbessern. Von einer echten Prophylaxe jedoch kann keine Rede sein obwohl, z.B. in den USA, zwei Billionen Dollar für die Krebsforschung ausgegeben wurden.

Wie viel Leid, Verzweiflung und Schmerz kann man ersparen, wenn ein Bettplatz aus einer geopathogenen Zone verlegt wird! Dabei ist es in der Regel so einfach, diese Maßnahme durchzuführen.

Die Wissenschaft ist eine hehre Geliebte, aber auch eine vielköpfige Hydra. Schlägt man ihr einen Kopf ab, wachsen viele neue nach. Es wird die Aufgabe der nächsten Jahrzehnte sein, das Krebsproblem mit dieser neuen Methode bis in alle Einzelheiten aufzuklären.“ Soweit Dr. Hemerka.

Diesem Verlangen möchte ich in diesem Buch Rechnung tragen und so korrekt und umfassend wie es geht, auch die Möglichkeiten zur Krebsprävention aufzeigen. Es gilt aber auch, in persönlicher Verantwortung die gegebenen Fakten zu beachten und die Gefahren weitgehend konsequent zu vermeiden oder zu beseitigen.

Elektrosmog, die unheimliche Gefahr

Mit der flächendeckenden Einführung des Mobilfunks, das heißt mit dem Bau von Hunderttausenden von Sendemasten weltweit, ist die Gefahr des Wellen- und Elektrosmogs, insbesondere für unsere Gesundheit, explosionsartig angestiegen.

Die Netzbetreiber müssen für eine Dauerbestrahlung sorgen. Wie sich aber diese Dauerbestrahlung auf den menschlichen Körper auswirkt, ist Gegenstand ernster Diskussionen und Untersuchungen.

Jede Leitung, die unter Spannung steht, hat ein elektrisches Feld um sich herum. Bei Stromfluss baut sich zusätzlich ein Magnetfeld auf. Jeder Radio- und Fernsehsender, jede Mobilfunkanlage, jede Richtfunkstrecke und jede Radaranlage erzeugt daher ein hochfrequentes elektromagnetisches Feld.

Untersuchungen im Hochfrequenzbereich sind als ernst zu nehmende Hinweise auf ein erhöhtes Krebsrisiko (vor allem Leukämie und Gehirntumore) als Folge gepulster elektromagnetischer Strahlung zu werten.

Das Problem beim Mobilfunk sind die gepulsten Hochfrequenzen. Bei Sendestationen ist die Pulsung zwischen 217- und 1736 mal pro Sekunde. Sie durchdringen selbst dicke Betonwände und können kaum abgeschirmt werden.

Bis jetzt galt nur, dass elektromagnetische Felder über ihre thermische Wirkung einen schädigenden Einfluss auf den menschlichen Körper haben. Da in unserem Körper auch elektrische Signale und elektromagnetische Felder existieren, die die Regulation biochemischer Prozesse gewährleisten und Zellstrukturen beeinflussen, ist verständlich, dass Elektrosmog nicht nur thermische Auswirkungen hat.

Wenn also schädigende Informationen übertragen werden, bedeutet dies, **dass beispielsweise auch ungehemmtes**

Zellwachstum durch Fehlinformationen eingeleitet werden kann. Hier spielt die Wechselwirkung der Matrix eine wichtige Rolle.

Die Billionen Zellen unseres Körpers sind in eine Zwischenzellsubstanz (Matrix) eingebettet, die wir als weicheres Bindegewebe kennen. Unser Bindegewebe an sich besteht aus Kollagen (Knorpelleim), Elastin (elastisches Gerüsteiweiß der Blutgefäße und Sehnenwände) und Mucopolysacchariden (aus Sacchariden und Protein aufgebaute Gerüstsubstanz).

Die Grundsubstanz erfährt ihre Steuerung durch elektromagnetische Impulse und elektrostatische Felder. Informationsübertragungen im Körper sind ungemein wichtig. Jede Zelle hat ein Sende- und Empfangsgerät, mit dem sie mit anderen Zellen in Kontakt steht. Jede Zelle hat eine Eigenfrequenz.

Nach neuesten Forschungen sollen im Körper die biogenen Informationen allumfassend und schnellstens über das Bindegewebe geleitet werden. **Alles in unserem Körper ist über das Bindegewebe vernetzt.** Nach den neuesten Forschungen des amerikanischen Komplementärmediziners Dr. Jim Oschman soll die zähflüssige Grundsubstanz aus flüssigen Kristallen bestehen.

Er hält den geheimnisvollen Stoff **Kollagen für die energetischen Leitbahnen im Körper**. Alle Lebensfunktionen sowie die gesamten elektromagnetischen Wirkungen auf den Organismus werden durch diese Grundsubstanz vermittelt. **Die lebende Matrix stellt ein High-Tech-Kommunikations-System dar,** das 10 bis 20 mal schneller Signale leitet, als dies Impulse über die Nervenbahnen ermöglichen.

Gerade diese Eigenschaft aber macht, nach dem Mediziner Kuhnle aus Balingen, das Bindegewebe besonders anfällig für unphysiologische elektromagnetische Signale aus der Technik, die derart in der uns umgebenden Natur nicht vorkommen.

Solche Signale bzw. elektrostatische Belastungen verstellen aus biokybernetischer Sicht die Regelgröße der Grundregulation und führen so auf vielfältige Art einerseits lokal und andererseits zentral zu einer Regulationseinschränkung.

Dies wiederum führt zu einem degenerativen Stoffwechsel mit der Bildung eines Störfeldes, das nach enormem Energieverbrauch mit einer Erschöpfung und Regulations-Starre endet. **Solche Störungen treffen einen gesunden Stoffwechsel in seinem Kern.**

Auf diese Weise wäre es verständlich, wie elektromagnetische Felder auf den Körper wirken und welche Folgewirkungen hieraus entstehen können.

In einer Studie des ECOLOG-Instituts (Hannover) zeigte sich, dass eine Mikrowellenfrequenz von 0,9 bis 1,9 MHz mit einer Sendeleistung von 1 bis 2 W bei Handygebrauch **unmittelbar auf den Kopf einwirkt.** Hinzu kommt die Strahlenwirkung von 40 000 Basisstationen. Es können Gewebezerstörungen im Hirn stattfinden, wie z.B. der Forscher Robert C. Kane eindeutig feststellte. Er arbeitete 30 Jahre in der Telekommunikationsindustrie und wurde schließlich selbst von einem Gehirntumor befallen.

Wie der Geobiologe Kirschvink befürchtet, ist eines klar: die von außen einwirkenden, elektromagnetischen Felder stören die winzigen Stabmagneten im Gehirn und können unbiologische Reaktionen verursachen. Die Zirbeldrüse bezieht ihre Informationen nämlich über die in die Hirnrinde eingelagerten Magnetkristalle, die durch ein sehr feines Netz mit ihr verbunden sind. Tages- und jahreszeitliche Schwankungen sowie terrestrische und kosmische Störungen nimmt die Zirbeldrüse auf diesem Wege zur Kenntnis.

Die meisten Regionen unseres Gehirns enthalten pro Gramm 5 Millionen Magnetkristalle; die schützende Gehirnmembran enthält sogar 100 Millionen. Die Wissenschaftler vermuten,

Die Wirkung von Elektrosmog
auf Gehirn und Blut

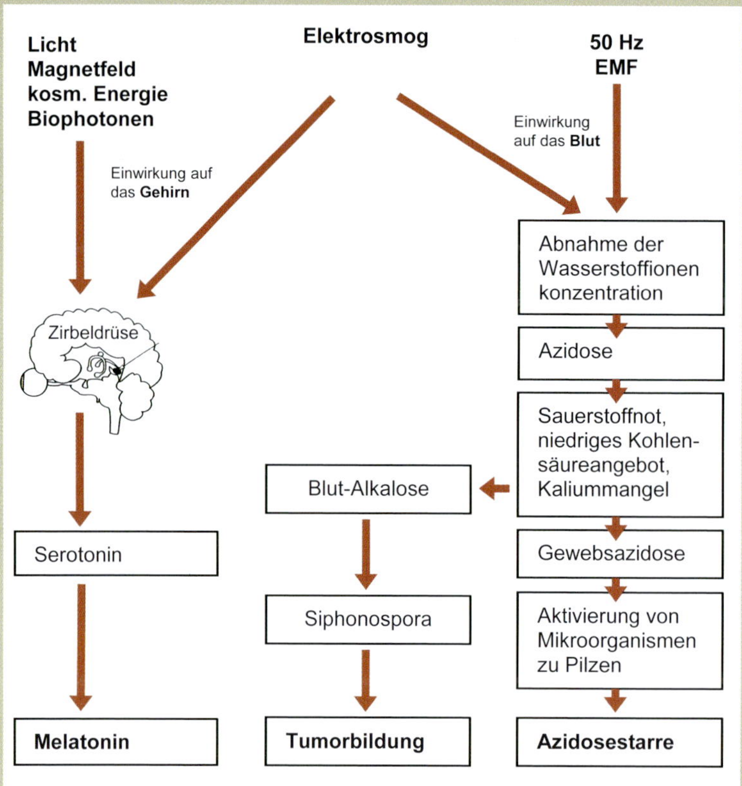

Schadwirkungen durch Elektrosmog:
Der Kalziumhaushalt wird gestört, der pH-Wert des Blutes und das Hormongleichgewicht werden verschoben. Es ergibt sich ein Mangel an Melatonin. Das stärkste Antioxidans fehlt und der Grundrhythmus wird gestört, das Immunsystem wird geschwächt, die biologische Uhr tickt nicht mehr normal, der Schutzpatron der Körperzellen ist nicht mehr funktionsfähig, die Nervenzellen sind ungeschützt, es besteht Allergiegefahr.

Fazit:
Durch Elektrosmog kann es auch zur Beeinträchtigung des zentralen Nervensystems und zu Störungen des Stoffwechsels, vor allem des Gehirns, kommen sowie zur Bildung von Grauem Star.

dass sie neben dem Einfluss auf die Zirbeldrüse den Transport von Substanzen durch die Zellmembrane regulieren. **Auf diese Weise reagiert die Zirbeldrüse sehr sensibel auf Elektrosmog.**

Schon 1980 wurde an der Universität in Frankfurt nachgewiesen, dass die Melatonin-Ausschüttung der Zirbeldrüse durch elektromagnetische Strahlungen nachhaltig beeinflusst wird. In seinem Buch „Der Funke des Lebens" schreibt der Energiemediziner Robert O. Becker: „Wir haben gesehen, dass **die Zirbeldrüse die wichtigste Struktur des Gehirns ist,** die das Magnetfeld der Erde direkt wahrnimmt. Aufgrund dieser Fähigkeit **wird ihre Funktion gestört, wenn sie abnormen Feldern ausgesetzt wird."**

Melatonin besitzt einen synchronisierenden Effekt auf die innere biologische Uhr des Menschen und **bestimmt den Grundrhythmus jedes Organs, jedes Gewebes und jeder Zelle**. Melatonin hat eine bestimmte Schutzfunktion für den Zellkern und die DNA. Es steuert den Schlaf- und Wachrhythmus, reguliert das Aktivitätsniveau des Gehirns und hat eine Schlüsselrolle bei der Regulierung des Immunsystems. Da Melatonin auf der einen Seite für ein effizientes Abwehrsystem sorgt und auf der anderen Seite verhindert, dass das Immunsystem zu aggressiv wird und außer Kontrolle gerät (Allergien), **ist zu erwägen und zu fragen, warum es heute so viele Allergiker gibt.** Ob sie nicht zum Teil bereits Opfer der belasteten Zirbeldrüse sowie der Magnetkristalle sind?

Mit der Basisstation eines schnurlosen Telefons nach der digital gepulsten Norm DECT im Hause (auch in der Wohnung oben/unten/nebenan) **hat man einen Mobilfunksender im Haus,** der ohne Unterbrechung Tag und Nacht in Betrieb ist und gemäß dramatisch zunehmender Erfahrungen sehr schwere Gesundheitsschäden bis zum Herzinfarkt verursachen kann. Die hohe Leistung der dauernd ausgestrahlten, **digital zer-**

hackten elektromagnetischen Strahlung wirkt direkt auf das Nervensystem.

Die vom Bund festgelegten Grenzwerte schützen wohl die Industrie, aber keineswegs die Betroffenen: Kinder, Alte, Behinderte, Elektrosensible und kranke Menschen.

In Portugal hat man ausgerechnet bei Kindergärten und Schulen bedenkenlos Mobilfunkmasten errichtet. Inzwischen musste aber festgestellt werden, dass die Schadwirkungen dieser Anlagen dermaßen verheerend sind (**Leukämie, Hyperaktivität, Kopfweh** usw.), dass auf behördliche Anweisung viele dieser Sendemasten wieder demontiert werden mussten.

Seit über 60 Jahren ist bekannt, dass elektromagnetische Felder **den Blut pH-Wert verändern können.** Dr. med. Worlitschek hat bei der Messung des Säure-Basenhaushaltes im Blut von Patienten, die an einem Ort wohnen, in dem mehrere Richtfunksender installiert sind, eine chronische Übersäuerung, schwere Veränderungen der Pufferverhältnisse und des Mineralverhaltens (Mangel) festgestellt. Der Blutfarbstoff war gleichzeitig erniedrigt, ebenfalls war der Kaliumgehalt im Blut vermindert.

Die elektromagnetischen Wellen, die der Körper aufnimmt, können sich im Blut in Leiterelektroden verwandeln und sich dort in Ionenform bewegen. Es kann dadurch zu einer Elektrolyse kommen, die eine Versäuerung des Blutes bewirkt.

„Zu viel Säure ist todbringend“, sagte Prof. Metschnikoff, **„da das eiweißhaltige Blut bei Säuerung eindickt.“**

Die Blut-Hirn-Schranke ist eine Zellschicht zum Schutz des Gehirns vor schädigenden Stoffen aus dem Blutkreislauf. Sauerstoff und wichtige Nahrungsmittel lässt sie durch.

Normal **kann die Blut-Hirn-Schranke Kohlendioxid, Abfall- und Giftstoffe abwehren.** Die Barriere soll verhindern, dass

Gifte, Medikamente und andere Substanzen in das Gehirn eindringen. Allerdings können Alkohol, Nikotin und auch Hormone wie Cortisol die Barriere durchbrechen.

Nun kommt aber von der schwedischen Universität Lund durch den Neurochirurgen Prof. Leif Salford die Nachricht: „Unsere Forschungen zeigen, **dass die Strahlung von mobilen Telefonen die Blut-Hirn-Schranke öffnet** und es so vielen Giften leichter macht, in das Gehirn zu gelangen. Sezierte Rattenhirne weisen als Folge der Strahlung gut sichtbare Spuren auf. (Die Funktion der Blut-Hirn-Schranke von Mensch und Ratte ist sehr ähnlich.)

Die Hirne sind übersät mit dunklen Flecken und deutlich geschädigt. Es tritt Flüssigkeit aus den Blutgefäßen aus, verursacht durch die elektromagnetische Strahlung. Proteine durchdringen die Blut-Hirn-Schranke, nachdem sie von der Strahlung geöffnet wurde."

Noch weiß niemand richtig, wie gefährlich dies ist. Proteine, die ins Gehirn gelangen, könnten Immundefekte verursachen, könnten zu Schwachsinn und zur Parkinson-Krankheit führen. Es könnte auch ein Zusammenhang mit der Alzheimer Krankheit gesehen werden.

Auch bei Tieren könnten so Proteine die Blut-Hirn-Schranke passieren. So wäre es auch vorstellbar, dass durch flächendeckende Elektrosmog-Einflüsse eine Schutzbarriere im Gehirn der Tiere von krankheitsauslösenden Proteinen durchbrochen werden kann.

Doch die Forscher erwarten, dass beim Menschen nicht nur Eiweiße, sondern auch andere Moleküle nach Öffnung der Blut-Hirn-Schranke durch Elektrosmog in das Gehirn eindringen können, was eine Kettenreaktion von Krankheiten auslösen kann. So können Medikamente und Gifte noch leichter in das Gehirn eindringen mit uneinschätzbaren Folgen.

Nun hat in letzter Zeit der australische Arzt Dr. John Holt bei einer niedrig dosierten Dauerexposition von Elektrosmog **eine Verdoppelung des allergieauslösenden Histamin beschrieben.** Er stellte fest, dass insbesondere im Kindesalter eine durch Hochfrequenzen und Mikrowellen **bedingte Dünndarmentzündung mit der Öffnung einer Blut-Dünndarm-Schranke einhergeht.**

Die amerikanischen Autoimmun- und Sarkoidoseforschung um Dr. Zolton P. Rong hat festgestellt, dass das Syndrom des undichten Darmes hauptsächlich durch Entzündungsvorgänge ausgelöst wird.

Durch eine geöffnete Blut-Dünndarm-Schranke können, wie bei der geöffneten Blut-Hirn-Schranke, größere Proteinmoleküle (Eiweiße), die normalerweise zu kleinen Partikeln aufgespalten werden, in die Zwischenräume der Darminnenauskleidung gelangen. **Dadurch wird unser Immunsystem gegen die großen Moleküle Antikörper bilden, weil sie als Fremdsubstanzen registriert werden. Auf diese Weise entstehen neue Entzündungsreaktionen,** etwa in den Gelenken (Arthritis), in den Blutgefäßen (Vaskulitis), in der Lunge (Asthma). **Es entstehen auf diese Weise Nahrungsmittelallergien** und die Abwehrlage des Gesamtorganismus wird massiv verschlechtert und in dem „undichten Dünndarm" sind auch Pilzinfektionen Tür und Tor geöffnet.

Insbesondere der Schlaf biete sich, nach Forschungen von Dr. Klaus Mann und Privatdozent Joachim Röschke (Polyklinik Universität Mainz) als „Einfallstor" für die Wirkung elektromagnetischer Strahlung an.

Ein Haupteffekt bestand darin, dass das in 40 Zentimetern Abstand vom Kopf des Schläfers installierte Handy die Zeitspanne bis zum Eintritt der ersten von Träumen begleiteten REM-Phase verringerte und den Anteil der REM-Phasen von 17 auf 14 Prozent herabsetzte. Sendende Mobiltelefone können „Traumkiller" sein und Störungen beim Lernen und Erinnern verursachen.

Nicht zu vergessen ist, dass Wasser die Fähigkeit hat, Informationen zu speichern, auch von Mobilfunk-Wellen. Wenn sich ein Mobilfunksender in unserer Nähe befindet, könnten wir möglicherweise „Mikrowellen-Wasser" trinken. Dies könnte auch möglich sein, **wenn eine DECT-Basisstation in der Nähe der Hauswasserleitung steht.**

Im Sinne der Vorsorge sollten unbedingt die derzeit geltenden Grenzwerte deutlich verringert werden. Das ECOLOG-Institut Hannover und das Nova Institut in Hürth fordern eine Reduktion um den Faktor 1000.

Die Psychologin Nancy Wertheimer erklärte 1985 bei einer Zusammenkunft auf Einladung der Nationalen Akademie der Wissenschaften in USA, dass fast 20 epidemiologische Studien ergeben hätten, dass 60 Hz-Magnetfelder elektrischer Heizdecken und elektrisch beheizter Wasserbetten sich nachteilig auf Schwangerschaften ausgewirkt und sich dadurch vermehrt Fehlgeburten ergeben hätten.

Sie wies auch auf den möglichen Zusammenhang zwischen Heizdecken und Krebsentstehung hin, weil sie Hauptquellen intensiver Dauerbestrahlung mit Magnetfeldern seien.

Erstmals wurden auf diesem Gebiet britische Forscher bei der Beobachtung von menschlichen Zellen fündig, als deren Sauerstoffversorgung durch Magnetfelder gebremst wurde. Und da Krebs durch einen gestörten Stoffwechsel (u.a. Sauerstoffmangel) in den Zellen entsteht, ist sich der Münchner Haut-Professor Otto Braun-Falco sicher: **„Die deutlich im Steigen begriffenen Fälle von Hautkrebs werden durch elektromagnetische Wellen ausgelöst."**

Deshalb sollten elektrische Wecker, Radiowecker, Stereoanlagen, Fernsehgeräte, Computer, Anrufbeantworter und Mobiltelefone **total aus dem Schlafzimmer verbannt werden.**

Unbedingter Verzicht auf Metalle in Matratzen, Bett und näherer Umgebung sowie auch Spiegel ist äußerst wichtig.

Nicht das zeitweilig erhöhte elektromagnetische Feld ist die Hauptgefahrenquelle, sondern die Dauerbelastung. **Ist die Dauerbelastung auch noch so klein, so kann sie doch bei jahrelanger Einwirkung während der langen Nachtstunden zu einer ernsten Gefahr für die Gesundheit eines Menschen werden.**

Da uns der Elektro- und Wellen-Smog unserer Umwelt ständig über Gebühr belastet, sollte wenigstens unser Schlafzimmer eine Zone der Ruhe und ohne Störeinflüsse sein, damit sich der Körper über Nacht regenerieren kann. Alle Stromverbraucher sollten während des Schlafs im Schlafzimmer freigeschaltet werden.

Der Krebs entwickelt sich phasenweise und die Latenzzeit ist je nach Person mehr oder weniger lang. Deshalb ist ein störfreies Schlafzimmer eine Grundvoraussetzung für einen verantwortungsbewussten Schutz unseres Lebens.

Ernährung und Krebs

Vier europäische Forscher, die beiden Würzburger Toxikologen Dietrich Henschler und H.-Günter Neumann, der schwedische Radiologe Lars Ehrenberg und der Züricher Toxikologe Werner K. Lutz gelangten zu dieser Schlussfolgerung: „**Zwei Drittel aller Krebserkrankungen gehen auf das Konto Ernährung, Tabak und Alkohol**."

Für die Krebserkrankung durch falsche Ernährung macht Prof. Henschler „**die Überernährung mit hohen Fleisch- und Fettanteilen und großem Zuckerkonsum verantwortlich.** Auch die Hitzebehandlung von Fleischprodukten - starkes Anbraten und Grillen - sowie das Pökeln führen zur Bildung stark erbgutverändernder und krebsauslösender Stoffe."

Wenn zwei Drittel aller Krebserkrankungen mit der Ernährung zusammenhängen, dann wäre es doch angebracht, dass man auch intensiv danach suchen müsste, **über die Ernährung das Krebsgeschehen zu beeinflussen**. Es müsste daher eine gezielte fett- und zuckerarme Vollwertkost kompromisslos eingesetzt werden, mit einem hohen Obst- und Gemüseverzehr.

Die täglich begangenen Sünden, insbesondere auf dem Gebiet der Eiweißmast und der isolierten Kohlenhydrate, die Dr. Bruker **als Kohlenhydratkrüppel bezeichnete, sollten auf keinen Fall fortgesetzt werden;** dies im Bewusstsein, dass die Tumorzellen nach Glukose hungern und sich von den Eiweißbaustoffen ernähren.

Im vollen, keimfähigen Getreidekorn bietet die Natur uns wegen der idealen Vergesellschaftung von Eiweiß und mineralischer Substanz (Aleuronschicht) ein Grundnahrungsmittel von hohem ernährungsphysiologischem Wert. Ähnlich wertvoll sind alle rohen pflanzlichen Salate, Gemüse (Rohkost) und frisches Obst, damit alle Vitalstoffe zugeführt werden können.

Die Grundlage der Heilkunst

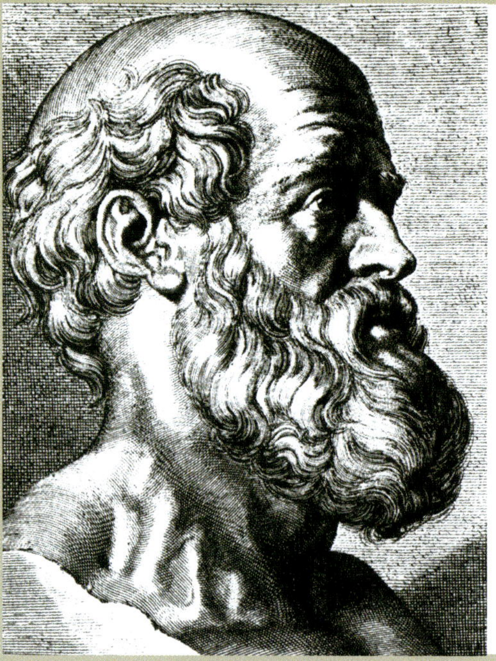

Hippokrates, 460 v. Chr. – ca.377 v. Chr.

"DIE HEILKUNST BESTEHT IM ZUSETZEN UND IM WEGNEHMEN;

IN DER **WEGNAHME** DES ÜBERSCHÜSSIGEN UND IM **ZUSETZEN** DES FEHLENDEN!"

Viele Patienten und Therapeuten sind sich nicht bewusst, inwieweit die Ernährung, neben Standort- und Stressproblemen, mit dem Krebsgeschehen in Zusammenhang stehen kann. Es wurde bereits im Laufe der vorangegangenen Kapitel schon ausführlich auf einige ernste Zusammenhänge hingewiesen.

Zum besseren Überblick sollen jetzt die zehn wichtigsten Hauptfaktoren besprochen werden, die zu einer langandauernden Stoffwechselentgleisung und damit zu einer Tumorentwicklung führen können.

Dabei ist die Erkenntnis von Hippokrates eine ganz wichtige Grundlage, auch für die Krebstherapie, wenn er sagt: **„Die Heilkunst besteht im Zusetzen und im Wegnehmen; in der Wegnahme des Überschüssigen und im Zusetzen des Fehlenden.“**

Wenn wir bei Ernährung und Krebs von zehn Hauptursachen ausgehen - so sind fünf Ursachen ein Zuviel und fünf Ursachen ein Zuwenig. Auch hier gilt die alte Volksweisheit: „Zu wenig und zu viel - verdirbt des Lebens Spiel!“

1. Zu viel säurebildende Nahrung:

Bereits im Kapitel „Das Säure-Basen-Gleichgewicht“ wurde die säurebildende Nahrung schon ausführlich besprochen. Die Übersäuerung des Gewebes und des Blutes ist ein Hauptproblem, mit dem unser Körper nicht fertig werden kann, wenn wir uns nicht entsprechend ernähren. **Je mehr Säure an den Blutfarbstoff Hämoglobin gebunden ist, desto weniger Sauerstoff kann das Blut in die lebenden Bezirke bringen.** Bei einem konstanten Sauerstoffmangel können die Zellen gezwungen werden, vom Verbrennungssystem auf das Gärungssystem mit allen daraus folgenden Konsequenzen umzustellen. Übersteigt die Säure die Kapazität des Organismus, häufen sich allmählich Gifte und belastende Stoffwechselprodukte im Darm an.

Kohlenhydrat - ist nicht gleich Kohlenhydrat

Natürliches Kohlenhydrat

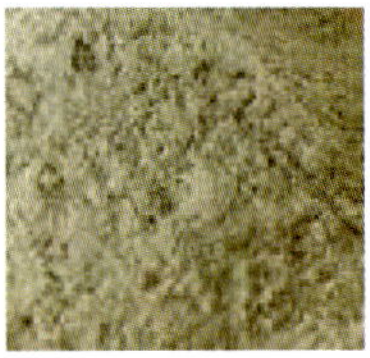

Vollkornmehl

Isoliertes Kohlenhydrat

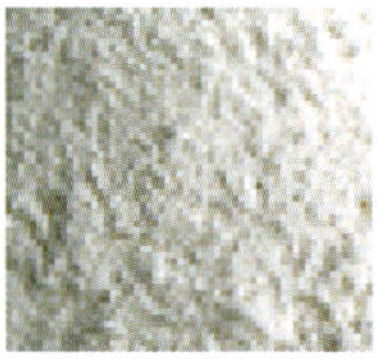

Weißmehl

3,3	Provitamin A	-
5,1	Vitamin B1	0,7
57,0	Nicotinsäureamid	7,7
50,0	Pantothensäure	23
24,0	Vitamin E	-
4730,0	Kalium	1150,0
120,0	Kalzium	60,0
44,0	Eisen	7,0

*Alle Angaben als Anteil in mg je kg

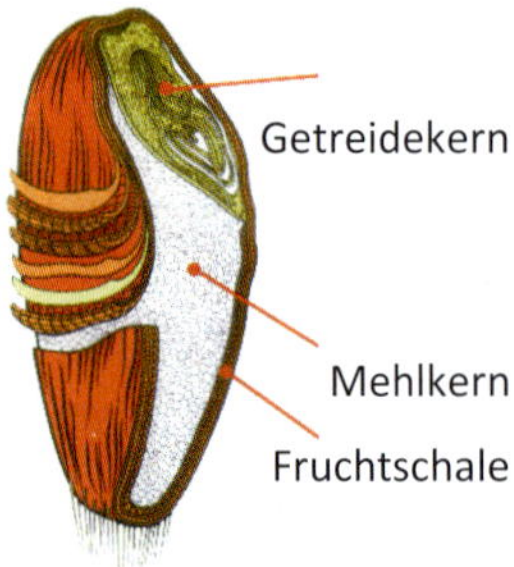

Die Ursache: Vor dem Mahlvorgang werden vom Getreidekorn der Keim und die Randschichten entfernt, da der Fettanteil ranzig werden kann. Doch gerade im Keim und in den Randschichten befinden sich die wasser- und fettlöslichen Vitamine, insbesondere die B-Vitamine und Mineralien, die für den Stoffwechsel der Kohlenhydrate dringend benötigt werden.

Die Säure, die nicht neutralisiert und ausgeschieden wird, kann im Gewebe, in Muskeln, Sehnen, Nerven, Knochen und Organen abgelagert werden. **Bei einem übersäuerten Körper wird sozusagen ein Fäulnisprozess vorzeitig in Gang gebracht**.

Parasitäre Hefen, Pilze und Bakterien beginnen ihre Arbeit, **weil sie ein für sie geeignetes Milieu finden, in dem sie sich fortentwickeln und vermehren können.** Ein Zuviel an Säure behindert den lebensnotwendigen Stoffaustausch der Billionen Körperzellen.

2. Zu viel isolierte Kohlenhydrate:

Kohlenhydrate werden von den Pflanzen durch die Photosynthese gebildet. Man unterscheidet bei den Kohlenhydraten Einfachzucker, Zweifachzucker und Mehrfachzucker. In diesen Verbindungen ist sehr viel Energie gespeichert; sie dienen auch in erster Linie als Energiespender.

Kohlenhydrate werden im basischen Milieu verstoffwechselt, deshalb gibt die Natur den Kohlenhydraten die Basen, also die Mineralstoffe und die nötigen B-Vitamine gleich mit.

Bei den isolierten bzw. denaturierten Kohlenhydraten werden seit über 100 Jahren die Randschichten und die Keime entfernt, um sie unbegrenzt haltbar zu machen. Dadurch werden durch Weißmehl und Zucker keine Mineralien und Vitamine zugeführt. Da aber die Vitalstoffe beim Stoffwechsel unbedingt gebraucht werden, erweisen sie sich zusammen mit den gehärteten Fetten, nach Hedy Bircher-Rey, als „Räuber-Trio".

Isolierte Kohlenhydrate führen zu einem ganz abrupten und plötzlich starken Blutanstieg; zu einer hohen Insulinausschüttung und zu einer stärkeren Überforderung der Bauchspeicheldrüse, mit Gefahr von Diabetes.

Wie wir bereits wissen, hungern die Krebszellen nach Glukose, deshalb steht die Zuckerversorgung des Krebskranken unter einem strengen Gesetz: **Zucker und Weißmehlprodukte sind absolut auszuschalten.** Dies gilt aber nicht grundsätzlich für natürliche Kohlenhydrate. Es gibt heute auch noch zusätzlich fermentierte Kohlenhydrate, nach dem bewährten „Fermenta Food-Verfahren" mit einem niedrigen glykämischen Index, worüber noch ausführlich in einem der nächsten Kapitel berichtet wird.

3. Zu viel Phosphor:

Es gibt kaum eine Körperfunktion, bei der Phosphor nicht eine Rolle spielt. Ohne ausreichendes Phosphat kann der Körper keine Energie erzeugen. Energiereiches Phosphat (ATP = Adenosin**triphosphat**) ist die unmittelbare Energiequelle für alle Zellvorgänge.

Phosphor ist der eigentliche Treibstoff der Entwicklung. Man könnte Phosphor auch als Wildling bezeichnen, deshalb gibt die Natur ihm besondere Bindungen mit Gegenspielern, wie Magnesium und Kalzium. Enthält unsere Nahrung viel Phosphat (Wurst, Fleisch, Käse, Eier, Cola) fördern wir den Entzug von Kalzium aus den Knochen, da Phosphat Kalzium bindet.

Bei einem Überangebot an Phosphor gehen große Mengen Kalzium mit dem Urin verloren. Autoren der Heidelberger Universität machen eine über das normale Maß hinausgehende Phosphatzufuhr für die Entstehung von Osteoporose mitverantwortlich.

Noch gravierender ist, was der bekannte Heilpraktiker Karl Przygodda in seinen Erfahrungen schreibt: „In der Praxis vieler Jahre hat sich mir **die hohe Gefährlichkeit einer übermäßigen Phosphorzufuhr** immer wieder aufs Neue bestätigt.

Als Erstes von allen wird zuerst die Leber geschädigt, denn sie ist das große Entgiftungslaboratorium und stellt sich als Erste der Giftnatur des Phosphors entgegen, die bei normaler Phosphorzufuhr von den Gegenspielern im Zaum gehalten werden. Die primäre Leberschädigung ist auch beim Krebs eine regelmäßig erscheinende Tatsache, so dass wir schon in dieser Übereinstimmung einen Hinweis **auf den ursächlichen Zusammenhang auch zwischen Krebs und zuviel Phosphor erblicken müssen.**

Das Krebsgeschwulst ist phosphorreich und arm an Schwefel und Kalzium. Mit dem klaren Erkennen des Phosphorzuviels als den Hauptverantwortlichen für die Krebsentstehung wird uns vieles einsichtig, was bisher ungeklärt blieb. Phosphorzuviel und Krebs, zu starker Treibstoff und zu stark Getriebenes, gehören zueinander wie Schlüssel und Schloss. **Im Phosphorzuviel erkannte ich den Hauptverantwortlichen für Krebs.“**

Die tägliche Nahrung sollte nur zu 25 Prozent aus phosphattragenden Nahrungsmitteln bestehen. Die Phosphorbremse umfasst deshalb zweierlei: die Herabsetzung des Konsums aller speziellen Phosphorträger auf den normalen Phosphorbedarf des Körpers; außerdem die bewusste Auffüllung der dadurch entstehenden Ernährungslücken mit Frischkost und Obst.

Es ist auch erwiesen, dass das sogenannte Hyperkinetische Syndrom (Zappelphilipp-Syndrom) vieler Kinder mit seine Ursache **in einer überschießenden Phosphatnahrung hat.** Wo diese geändert wurde, haben sich oft schon nach wenigen Tagen Besserungen eingestellt. Hier ergeben sich auch noch große Möglichkeiten der Gesundheitsvorsorge.

4. Zu viel gehärtetes Fett:

Fette sind unentbehrliche Bestandteile unserer Nahrung, sie sind sozusagen „Superkraftstoffe“. Schon in dieser Aussage liegt die Mahnung: nicht zu viel davon zu sich zu nehmen. Deshalb gilt der Hinweis: **Fett so wenig wie möglich und so gut wie möglich und so frisch wie möglich!**

Unser Körper benötigt dringend hochungesättigte Fettsäuren für die Funktion der Zellatmung. Ohne diese Fettsäuren kann das Atmungsenzym nicht funktionieren.

Tierische Fette enthalten vorwiegend gesättigte Fettsäuren, während pflanzliche Fette meist reich an ungesättigten Fettsäuren sind. Mindestens ein Drittel unserer täglich aufgenommenen Fettmenge sollte aus Pflanzenölen bestehen.

Wenn die Industrie Fette durch chemische Härtung haltbar macht, vernichtet sie dabei die Ungesättigtheit. Sie sind dann kaum oder gar nicht mehr zu biochemischen Reaktionen fähig. Die Kontaktsubstanzen zur Härtung sind oft Schwermetallverbindungen. Die elektrische Ladung (Elektronenwolke) wird zerstört und die Anlagerungsfähigkeit an Eiweiß und damit die Wasserlöslichkeit wird ihnen genommen.

Diese Fette haben nicht mehr die Fähigkeit, in die Blutgefäße einzudringen, können das Blut verdicken und haben oft chronische Entzündungen zur Folge. Am schnellsten wachsen Tumore, die starke Entzündungen aufweisen.

Unser Körper unterscheidet die gehärteten Fette oft nicht und baut sie in die Zellwände ein, was deren Verhärtung und Starrheit bewirken kann.

Insbesondere zu beachten ist, dass gesättigte wie ungesättigte Fette für den Körper schädlich werden, wenn sie als Back- und Kochfett zusammen mit anderen Nahrungsmitteln, z.B. Stärke, erhitzt werden. Durch Überhitzung wird die Zusammensetzung der Fette verändert. Die Leber kann dann kein einwandfreies Cholesterin aufbauen, sondern es entsteht ein verändertes, entartetes Cholesterin. **Durch Erhitzen der Fette können Fettradikale entstehen.** Es ist schon lange bewiesen, dass eine erhöhte Fettzufuhr, die meist mit tierischem Eiweiß verbunden ist, bestimmte Krebsarten begünstigt.

5. Zu viele freie Radikale:

Etwa 3 bis 5 Prozent des Sauerstoffs, der von unserem Organismus verbraucht wird, werden nicht vollständig zu Wasser reduziert, sondern bilden noch instabile freie Radikale. Diese Radikale sind kurzlebige Zwischenprodukte, die im Stoffwechsel des Körpers entstehen sowie auch durch Einwirkung von Sonnenlicht, durch Umwelteinflüsse, fehlerhafte Ernährung, Fettoxidation, Rauchen, Bewegungs- und Sauerstoffmangel und Stress-Situationen.

Freie Radikale sind für bestimmte Prozesse in unserem Körper sogar notwendig. Durch ihre Aggressivität können sie den Organismus von Unrat in Form von angeschlagenen oder abgestorbenen Zellen reinigen.

Wenn aber der Stoffwechsel durch zu reichliches Essen, zu fette Ernährung oder durch Dauer-Stress auf Hochtouren läuft, sowie durch faulende, verwesende und zerfallende Substanzen, **können unzählige freie Radikale entstehen und es kann zu Kettenreaktionen kommen.**

Entzündliche Immunschädigungen, Allergien, Leukämie, Schädigung von Nukleinsträngen, Änderung der Zellkommunikation und Membranstrukturen können auftreten.

Man spricht sogar von „Radikalkrankheiten“, wie z.B. Arteriosklerose und Krebs. Durch freie Radikale können insbesondere Entzündungen entstehen, wodurch Zellen verkrüppeln.

Sie können dann keine Glukose mehr aufnehmen. Die heute vermehrte Radikalbildung kann durch ein verstärktes Vitamin- und Antioxidantienangebot, bzw. durch eine vitaminbetonte Ernährung neutralisiert werden.

Übersäuerung im Körper hält Metalle im Schwebezustand und löst damit eine Überproduktion von freien Radikalen aus. Das zweiwertige Eisen der Fleischnahrung entspricht dem des menschlichen Blutes und führt deshalb zu einer vermehrten und erleichterten Eisenaufnahme. Dies kann zu einer „Eisen-Überlastung" führen. So wurde es in Australien von Hämochromatoseforscher Prof. Robert Batay festgestellt. **Daraus kann sich eine Überproduktion an aggressiven Hydroxylradikalen ergeben. Die durch hohe Eisenmengen beschleunigten Oxidationsprozesse setzen vermehrt freie Radikale frei.**

Nur wenn Zellen genügend Eisen haben, können sie wachsen. Deshalb nehmen Tumorzellen so gut Eisen auf. Diese Beobachtung machte seit mehr als 20 Jahren die „Wiesner Laboratories" in Berlin. Dem Arzt, Reinhold Wiesner, fielen bei seinen Bioresonatorentests an Krebspatienten deutlich erniedrigte Bedarfswerte an Eisen auf. Im Gegenzug maß er bei ihnen jedoch einen hohen Bedarf an Antioxidantien.

Die Erklärung für dieses Phänomen zeigte sich im Energiestoffwechsel der Mitochondrien durch übermäßige Freisetzung von freien Radikalen. Tumorzellen wachsen besonders gut, wenn man viel Eisen aus Tierprodukten zu sich nimmt. Aus diesem Grunde sollte bei einer Krebserkrankung eine eisenreduzierte Diät selbstverständlich sein.

6. Mangel an Antioxidantien:

Unser Körper besitzt gegen freie Radikale verschiedene natürliche Abwehrmechanismen, die die schädigenden Substanzen durch Bereitstellung bzw. durch Abgabe von Elektronen „neutralisieren“ können. Die Antioxidantien stellen freigebig von sich aus Elektronen bereit, ohne selbst dadurch zum freien Radikal zu werden.

Wie ein Fett, das ohne Verpackung der Oxidation an der Luft ausgesetzt wird und dann ranzig wird, so kann dies auch im Körper geschehen. **Dies können Antioxidantien verhindern.** Insbesondere Vitamin E verhindert **das Ranzigwerden von Cholesterin,** das ansonsten die Arterien verstopft und den Arterioskleroseprozess einleitet. **Problematisch wird es allerdings, wenn die Menge an Schutzstoffen nicht ausreicht, um die vorhandenen Radikale abzufangen.**

Antioxidantien halten auch die Kontrolle, damit die Oxidation normal verläuft und sie kontrollieren, wie und in welcher Menge wir Energie verbrennen, ohne zu überhitzen. Wir besitzen körpereigene Antioxidantien, z.B. Melatonin, Superoxiddismutase, Peroxidase, Katalase. Wir sollten aber auch durch die Nahrung geeignete Antioxidantien aufnehmen.

Wichtige Antioxidantien sind: Beta-Carotin, Vitamin C, Vitamin E, Coencym Q10, Alpha-Liponsäure, Selen, Zink, Mangan und Kupfer, sekundäre Pflanzenstoffe wie Flavonoide, Anthocyane und Procyanidine. Sie wirken zusätzlich auch noch als Vitaminverstärker.

Es hat sich herausgestellt, dass ein einzelnes Antioxidans in der Regel nicht im Alleingang arbeitet, sondern es besteht eindeutig ein Zusammenspiel. Gerade eine Vielzahl von Antioxidantien in ihrem Zusammenwirken können zu einem umfassenden Zellschutz führen**. Wir sollten die Fähigkeit unseres Körpers zur Antioxidation stärken.**

Die heutige vermehrte Radikalbildung kann nur durch ein verstärktes Vitamin- und Antioxidantien-Angebot bzw. durch eine bewusste vitaminbetonte Ernährung neutralisiert werden. Je höher das Heer der Radikalfänger, desto effektiver funktioniert auch die Altersbremse.

7. Mangel an Mineralien:

Die Hauptnährstoffe des menschlichen Körpers, Eiweiß, Fett und Kohlenhydrate, können nur mit Hilfe von Mineralien optimal vom Stoffwechsel genutzt werden. Eine Reihe von Mineralien benötigt der Körper in relativ großen Mengen, andere nur in verschwindend geringen Spuren. Deshalb werden sie auch als Spurenelemente bezeichnet. Schließlich sind über 50 000 unterschiedliche Stoffwechselvorgänge von Mineralstoffen und Spurenelementen zu steuern.

Normalerweise enthält der Körper eines erwachsenen Menschen etwa 3 kg Mineralstoffe, das sind fast 5 Prozent des Körpergewichtes. Der weitaus größte Teil davon entfällt auf die Knochen. An erster Stelle stehen Kalzium und Phosphor.

Die Mineralien wirken in ihrer Gesamtheit auch als Puffersystem im Organismus, stabilisieren den Säure-Basen-Ausgleich (pH-Wert), erhöhen die Löslichkeit von Kolloiden, empfangen und übertragen Reizimpulse und regulieren den Tonus der Zellen. Die Vitamine, Mineralstoffe und Spurenelemente sind Eckpfeiler für unsere Gesundheit und für unser Wohlbefinden. Trotz ihrer Winzigkeiten sind sie für den regulären Ablauf ungezählter organischer Funktionen einfach unverzichtbar.

Bei besonderen körperlichen Belastungen und in Stress-Situationen kommt es zu einer erhöhten Ausscheidung von Körperflüssigkeit durch die Haut, durch die Nieren und die Lunge. Diese Ausscheidung ist mit Verlusten an Mineralstoffen verbunden. Wenn dem Körper zu viel Säure zugeführt wurde, ist er gezwungen, die zum Ausgleich benötigten basischen Mineralstoffe aus dem Gewebe zu entnehmen.

Diese intensive Aushöhlung der im Körper angelegten Mineralreserven kann dann schrittweise zu einer Entmineralisierung führen und zu einem ausgeprägten Mineralstoffmangel. Nur die ausreichende Zufuhr von Mineralstoffen kann verhindern, dass der Körper diese Mineralstoffe dort abzieht, wo ihr Gehalt am höchsten ist, in Knochen, Zähnen, Gelenken und Muskeln.

Die Zivilisationsernährung mit einem hohen Anteil an Fleisch, Kaffee, Alkohol und Süßwarenkonsum führt zu enormer Säurebildung. Die so entstandenen Säuren würden bei entsprechender Konzentration das Gewebe verätzen. Säuren können aber nur bedingt ausgeschieden werden, da auch die Ausscheidungsorgane in Mitleidenschaft gezogen würden. Deshalb müssen die Säuren im Körper mittels basischer Mineralien neutralisiert werden. **Dies führt zur Leerung der Mineraldepots.** Denaturierte, isolierte Kohlenhydrate, wie weißes Mehl (z.B. Nudeln, Spaghetti), weißer Zucker (z.B. Torten, Schokolade, Colagetränke), glasierter Reis usw. sind also frei von allen Vitalstoffen und verbrauchen beim Stoffwechsel B-Vitamine und vor allem Mineralien, insbesondere Kalzium.

So führen Vitamin- und Mineralmangel zu einem Energiemangel. Dies kann zugleich auch zu ernsten Belastungen durch Abfall- und Giftstoffe führen. Zumeist geht mit dem Überkonsum ein Mangel an Mineralien einher, der auch durch die Denaturierung und durch das Auskochen der Nahrungsmittel verursacht wird.

Doch es gibt heute verschiedene Möglichkeiten einer sinnvollen Nahrungsergänzung, die die Nahrung mit wichtigen Vitaminen, Mineralien, Enzymen und essentiellen Aminosäuren anreichert und damit den Organismus vorbeugend unterstützt und fit hält. Der Körper benötigt eine ausgeglichene Vollwert-Kost. Das ist eine Nahrung, die so natürlich wie irgend möglich belassen wurde und damit noch alle lebensnotwendigen Nährstoffe enthält.

8. Mangel an Enzymen:

Wie lebensnotwendig für uns Enzyme sind, wurde bereits auf den Seiten 41 bis 45 ausführlich beschrieben. Im Grunde genommen sind fast alle Lebensvorgänge auf Enzymreaktionen zurückzuführen. Sie sind wichtig bei der Zellatmung und der Lebensenergie und reagieren sozusagen als Zündfunke oder Drehscheibe des Lebens.

Es gibt Enzyme, die vom Körper selbst hergestellt werden und jene, die mit der Nahrung aufgenommen werden müssen. Die verschiedenen Stoffwechselprozesse werden von über 5000 verschiedenen Enzymen und den sie unterstützenden Stoffen (Vitaminen und Mineralien) gesteuert und brauchen je nach Ort, Organ und Enzymart einen ganz bestimmten optimalen pH-Wert.

Fehlen beispielsweise bei der Verstoffwechselung von Kohlenhydraten die nötigen Enzyme oder Vitamine (vor allem B_1), wird Traubenzucker nicht zu Kohlensäure und Wasser verstoffwechselt; die Zwischenabbauprodukte Zitronensäure, Brenztraubensäure, Bernsteinsäure, Fumarsäure, Oxalsäure und Milchsäure bleiben im Körper.

Bei genügender Enzymtätigkeit verlaufen die Oxidationsprozesse beherrscht, harmonisch und ausgeglichen. Bei geringer Enzymfunktion aber zerfällt die Ordnung. Dann verlaufen die Prozesse schwach, unbeherrscht, ruckartig, hektisch und angespannt.

Da Enzyme Proteine sind, werden sie durch Hitze rasch beschädigt. Dann gehen sie vom nativen in den denaturierten Zustand über. Enzyme sind auch empfindlich gegenüber Schwankungen des pH-Wertes, was immer bei einer Übersäuerung der Fall sein kann, auch ausgelöst durch Eiweißspeicherung.

Falls irgend ein Enzymsystem fehlen sollte oder in Unordnung gekommen ist, gerät der Stoffwechsel aus der Balance.

Es wurde festgestellt, dass das Blut gesunder Menschen reich ist an Enzymen. **Den bei weitem niedrigsten Enzymgehalt im Blut besitzen in der Regel Menschen, die an Krebs erkrankt sind. Man darf annehmen, dass ein Mangel an Enzymen auch Voraussetzungen für eine Krebsdisposition schafft.**

Enzyme können auf verschiedene Weise in das Tumorgeschehen eingreifen. So stimulieren sie vor allem das körperliche Abwehrsystem.

Durch Einnahme von enzymhaltiger Nahrung, wie sie auch im „Fermenta-Food" (gekeimtes und fermentiertes Getreide) angeboten wird, kann die Zahl der Makrophagen und der Killerzellen enorm zunehmen und damit auch die Aktivität und Wirksamkeit des Immunsystems.

Das Immunsystem hat einen hohen Energieumsatz und ist auf eine adäquate Versorgung mit Enzymen, insbesondere auch auf das Coenzym Q10 angewiesen, das in der Atmungskette eine wichtige Rolle spielt.

Gesundheit ist nur dann möglich, wenn die benötigten Enzyme in der richtigen Quantität und Qualität vorhanden sind. Es liegt auch in unserer Hand, die Enzymsysteme nicht zu blockieren. Niemand zwingt uns, durch Rauchen Teer zu inhalieren. Niemand zwingt uns, gehärtetes Fett zu essen oder Kaffee zu trinken. Wir können täglich frische Luft holen, wir können auch durch eine intelligente Wahl der Lebensmittel unsere Darmflora und unser Immunsystem in Ordnung bringen.

Alles Rohe, frisches Obst und Gemüse, Nüsse und kalt geschlagene Öle, sind eine Quelle pflanzlicher Enzyme, mit denen der Körper seine eigenen Enzyme aufbauen kann. Wir haben viele Möglichkeiten, uns gegen den allgemeinen Enzymmangel zur Wehr zu setzen und damit gegen die Bedrohung durch die uns allen bekannten Zivilisationskrankheiten.

Faserstoffe in der Nahrung und ihre Auswirkung

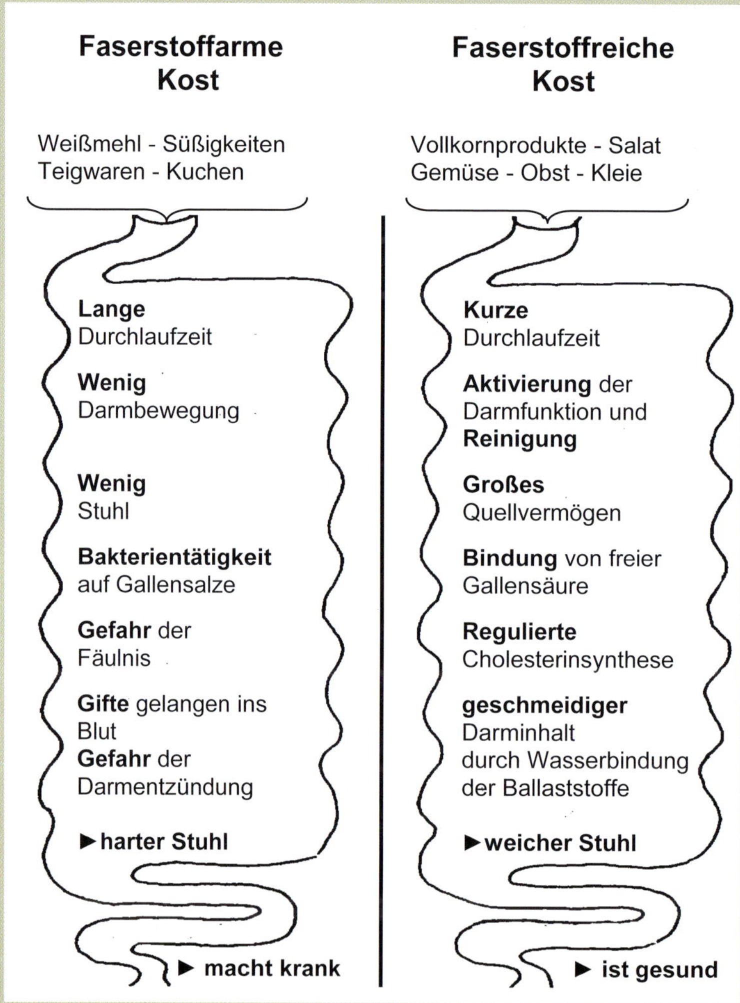

Eine kleine Faustformel:

weiche Kost ► harter Stuhl   harte Kost ► weicher Stuhl

9. Mangel an Ballast- bzw. Faserstoffen:

Bei unserer heutigen Zivilisationskost besteht ein großer Mangel an Faserstoffen. Fehlen Faserstoffe in unserer Nahrung und trinken wir tagsüber zu wenig, wird der Darm faul und träge. Er hat dann kaum etwas zu transportieren und füllt sich deshalb nur langsam und unmerklich. Weil der Inhalt dann länger im Dünndarm verweilt, verfestigt er sich auch stärker und bald ist die Verstopfung erreicht. Die Blinddarmöffnung wird dann blockiert, zudem entsteht ein Druck, der die Darmschleimhäute schädigen kann. **Ein still liegender Darminhalt kann in Fäulnis übergehen.** Die Fäulnis ist umso größer, je mehr Eiweiß aufgenommen wurde und je länger der Ausscheidungsverzug dauert. Mit Hilfe einer ballaststoffreichen Ernährung können die **Schadstoffkonzentration in der Nahrung verdünnt, Giftstoffe gebunden und somit die Leber entlastet werden.**

Viele Gemüse, Früchte und Getreideprodukte haben ein „Gerüst" oder einen „Mantel", der aus Pflanzenfasern besteht. Sie sind begleitende Inhalte vieler pflanzlicher Nahrungsmittel, die von den menschlichen Verdauungssäften zum Teil nicht abgebaut werden. Deshalb hielt man sie für überflüssig und betrachtete sie als „Ballast". Jedoch zählen sie zu den Vitalstoffen. Ballaststoffhaltige Nahrungsmittel **erfordern allerdings mehr Anstrengung beim Kauen, mehr Zeit bis zum völligen Einspeicheln.** Dadurch fördern sie aber die Produktion der Verdauungsenzyme. Sie verursachen eine stärkere Magen- und Darmfüllung, so dass ein schnelleres Sättigungsgefühl erreicht wird.

Die Zelluloseschichten üben beim Gleiten durch den Darm auf die Darmwand eine milde, scheuernde und fegende Wirkung aus. So werden die Wände sauber gehalten und es können sich keine Reste und Verkrustungen ablagern. Die Faserstoffe können auch als „Zahnbürste des Darmes" bezeichnet werden, da sie den Darm reinigen und entschlacken.

Das Getreidekorn ist als Faserstofflieferant ungemein wichtig. Der größte Teil der Faserstoffe befindet sich beim vollen Korn in den Randschichten. Insbesondere im Hafer und in der Hirse haben wir zwei ausgezeichnete Faserstoffträger. Chronische Verstopfung lässt sich nicht mit Abführmitteln heilen, sondern durch ballaststoffreiche Nahrung und eine hinreichende Flüssigkeitsaufnahme.

In Santa Margherita (Italien) fand eine europäische Konferenz statt, bei der 20 Ärzte und Professoren, führende Krebsspezialisten, teilnahmen. Diese Konferenz kam zu folgendem Ergebnis: **„Eine Ernährung mit ballaststoffreichen Getreideprodukten verringert das Risiko von Dickdarmkrebs. Es gibt auch Hinweise, dass Ballaststoffe aus Getreide vor Brustkrebs schützen können."**

Die ballaststoffhaltigen, pflanzlichen Zellwände enthalten eine Reihe von Substanzen, von denen angenommen wird, dass sie eine schützende oder antikarzinogene Wirkung haben wie z.B. Vitamine, Antioxidantien, Tannine, Polyphenole, Flavonoide usw. **Flavonoide und Tannine sind wirksame Antioxidantien**, die durch freie Radikale vermittelte Kettenreaktionen im Darmvolumen unterdrücken können.

Vollkornprodukte enthalten neben relativ vielen Ballaststoffen auch Schutzstoffe wie Phytat und diverse Antikarzinogene, die jedoch beim Mahlen teilweise zusammen mit der Schale entfernt werden. Phytat kann mit Eisen Chelate bilden und damit die intraluminale (darminnere) Produktion der freien Radikale unterdrücken.

Von einer ballaststoffreichen Nahrung werden, nach Prof. Köstler, Österreich, kurzkettige Fettsäuren, z.B. Propionat, Acetat und Betahydrobutyrat in den Darm abgegeben. Diese sind auch exzellente Radikalfänger, also Antioxidantien.

Außerdem soll der Faserstoffwechsel einen Einfluss auf das Mikrobenwachstum im Dickdarm ausüben. Auch der Einfluss des Gallensäurestoffwechsels sowie die bereits erwähnte Produktion kurzkettiger Fettsäuren, können die Karzinogese durch ihre Wirkung auf den pH-Wert im Dickdarm und die Zufuhr von Butyrat hemmen. Ballaststoffe im Dickdarm können durch Beeinflussung der Bildung und Löslichkeit von sekundären Gallensäuren im Dickdarmlumen die Zellteilung beeinflussen.

Einen hohen Fasergehalt haben Spargel, Weißkohl, Rote Bete, Möhren, Beeren, Tomaten und Getreide. Auch Vollkornbrot ist ein guter Faserstofflieferant sowie Kleie, insbesondere die äußerste Schicht der Getreidekörner, die bei der Verarbeitung meist entfernt wird. Hafermehl, brauner Reis, Buchweizen, Frühstücksflocken, Körner, Gemüse und Obst sind ebenso reich an Zellulose.

Arm an Zellulose sind weißer Reis, weißes Brot und Kuchenmehle, Teigwaren und Süßigkeiten.

10. Mangel an Wasser:

Nicht vergessen werden sollte, dass Faserstoffe viel Wasser, benötigen, um durch den Darm hindurchzugleiten; deshalb **ist eine genügende Aufnahme von Flüssigkeit so wichtig.** Diese bringt sozusagen das „Nass“ in gebundener Form in den Dickdarm. Trinken wir zu wenig, wird unser Darm faul und träge: „der Mensch ist so gesund wie sein Darm.“

Wie wichtig eine ballaststoffreiche Ernährung ist, wird auch daran ersichtlich, dass schädliche Bakterien dann weniger häufig auftreten können, weil die von ihnen krebserregenden Stoffe sich in der größeren Stuhlmenge verteilen und wegen der kürzeren Durchgangszeit wenig Gelegenheit haben, auf die Darmschleimhaut einzuwirken.

Unser Blut- und Lymphsystem, Hormon- und Immunsystem, unser Verdauungssystem und insbesondere unser Nervensystem sind abhängig von einem gut funktionierenden Wassersystem. Im Allgemeinen wird zu wenig reines Wasser getrunken. Gerade dem Wasser sollten wir im Hinblick auf Gesundheit und Wohlergehen viel mehr Aufmerksamkeit und Bedeutung zumessen; **als wichtigstes „Lebens-Mittel“.**

Wasser dient im Körper zum Abführen und Zuführen von Energie, **es lässt die Enzyme erst wirksam werden und löst die Nährstoffe auf.** Der Stoffaustausch ist an Wasser gebunden, ebenso die Entgiftung und die Ausscheidung sowie Temperaturregelung des Körpers. **Ein Mangel an Wasser kann deshalb Funktionsstörungen in den Zellen auslösen.**

So wie ein Magnet zwei Pole hat (plus und minus) und einen magnetischen Dipol darstellt, so ähnlich hat auch das Wassermolekül einen positiven und einen negativen Pol und ist damit ein elektrischer Dipol. Das Wasser stellt wegen seines Dipolcharakters ein geradezu ideales Medium für eine differenzierte Aufnahme von Informationen dar. **Es kann ungefähr wie bei einem Magnetband Informationen speichern.**

Das molekulare Gedächtnis des Wassers sorgt dafür, dass die Schwingungen auch dann erhalten bleiben, wenn die Moleküle, die ursprünglich die Schwingung verursachten, inzwischen aus der Lösung verschwunden sind.

Wir essen nicht nur Nahrungsmittel, weil wir ihre physischen Inhaltsstoffe brauchen, **sondern weil wir die Informationen benötigen. Der Träger der Informationen ist das Wasser.**

Wir sollten uns ganz davon frei machen, dass die Chemie in erster Linie die Basis des Lebens ist: Nein; **es ist die Physik, die die Schwingungen, die Energien, die Informationen, die Aktionen bestimmt.**

Reines, rechtsdrehendes Wasser ist ein besonderes Heilmittel. Alle Volkskrankheiten wie Arthrose, Herz- und Hirnschlag, Rheuma, Krebs, Osteoporose sind untrennbar mit Verschlackung, Übersäuerung und eingeschränkter Sauerstoffversorgung verbunden.

Wird der Körper durch linksdrehende Medikamente stark belastet, sollte der Patient viel rechtsdrehendes Wasser trinken, damit die entstandenen Schlacken besser abgebaut werden können.

Wenige Menschen sind sich darüber im Klaren, welche bedeutende Rolle das Wasser in unserem Körper spielt: Das richtige Funktionieren aller unserer Organe, vor allem unserer Ausscheidungsorgane, ist von einer ausreichenden Wassermenge abhängig, die wir täglich unserem Körper zuführen sollten.

Fleischgenuss und Krebs

Der Tagesspiegel schrieb im März 2009: „Wenn in den nächsten Wochen der Verkauf von Fleisch und Wurst einbrechen sollte, ist vermutlich nicht die weltweite Finanz- und Wirtschaftskrise schuld, sondern eine großangelegte Studie des National Institute of Health (NIH) der USA, die großes Aufsehen erregt: Wer viel Fleisch von Rindern, Schweinen und Lämmern **oder daraus hergestellte Wurst isst,** hat ein deutlich höheres Risiko, an Krebs oder Herzinfarkt zu sterben, als ein Fleischverächter. Die Ernährung von 545 Tausend Amerikanern hatten die US-Forscher unter die Lupe genommen und in den letzten zehn Jahren das Schicksal dieser 50- bis 70-Jährigen verfolgt. Rund 71 000 Studienteilnehmer starben in dieser Zeit, darunter auffallend viele Fleischgenießer.

„Rotes Fleisch erhöht das Risiko für Darm- und Magenkrebs", erklärt Forscher Heiner Boeing. Der Forscher schätzt, **„dass der Konsum von hundert Gramm roten Fleisches täglich, das Darmkrebsrisiko um etwa 49 Prozent erhöht. Und wer jeden Tag hundert Gramm Wurst verputzt, muss sogar mit einem rund 70 Prozent höheren Darmkrebsrisiko leben."**

Untersuchungen des amerikanischen Instituts für Volksgesundheit („Public Health Service") in den USA haben gezeigt, dass ein Gramm Beefsteak nicht weniger als 1 500 000 Fäulnisbazillen enthält, Schweinefleisch enthält 2 900 000, Rinderleber 31 000 000, Hamburger Beef 75 000 000 und Schweineleber 95 000 000.

Ein Gramm Frischfleisch enthält noch mehr, nämlich 120 Millionen, und ein Gramm von einem Ei, das mehrere Tage alt ist - und wann ist ein Ei nicht einige Tage alt? - schlägt alle Rekorde mit 150 bis 220 Millionen Fäulnisbazillen!

Auch kleine Mengen an Fleisch, Fisch und Ei können binnen

Kurzem die Funktionen eines gut und regelmäßig arbeitenden Darmes mit geruchfreien Abführungen schädigen. Das hat seinen Grund in den enormen Mengen von Fäulnisbazillen, die die animalische Kost enthält.

Das erklärt, warum sehr viele Menschen, die regelmäßig ein Ei zum Frühstück essen, an Verstopfung leiden. Hinzu kommt, dass gerade das Eigelb, das als besonders „gesund" angesehen wird, genau wie Fleisch **reich ist an Cholesterin, welches bei allen Krebskranken im Blut und in den Krebsgeschwülsten stark vermehrt nachzuweisen sein soll** und überhaupt als grundlegendes Gift bei fast allen Zivilisationskrankheiten angesehen werden kann.

Wir müssen deshalb die Fäulnisbazillen und die Nahrungsstoffe, in denen sie häufig vorkommen, zu den gefährlichsten Feinden der Menschen rechnen und als eine der Hauptursachen aller Krankheiten betrachten. Im Vergleich zu der großen Menge aasfressender Bazillen, die der zivilisierte Mensch mit seiner Kost ohne Bedenken seinem Magen- und Darmkanal zuführt, darf man wohl anführen, dass Kalbmist nur 15 Millionen, Pferdemist 25 Millionen, Ziegenmist 69 Millionen und Kuhmist 80 Millionen Fäulnisbazillen pro Gramm enthalten.

Mit dem Tod (Schlachtung) eines Tieres geht sein Körper (alle Teile mit allen Organen) sofort in Verwesung über, und dies ist durch nichts aufzuhalten. Sie kann ein wenig durch Kälteeinwirkung verzögert werden.

Schon im letzten Kapitel wurde bereits auf die einzelnen Gefahren hingewiesen. Noch erinnert sei an die, insbesondere im Schweinefleisch und im geräucherten Speck sich befindenen Wachstumshormone, die auch eine Wucherung der Krebszellen begünstigen können.

Ein großer Nachteil des Fleisches ist der, dass es das am stärksten säuernde Nahrungsmittel darstellt und bei seinem

Abbau nicht wie Fett und Kohlenhydrate in Wasser und Kohlensäure, sondern zum Teil in giftige Harnsäure zerfällt.

Die Mehrheit der Menschen in Deutschland hält allerdings das Fleisch für unverzichtbar. Derzeit verzehrt der Durchschnittsdeutsche 89 kg Fleisch und Wurst im Jahr. Schweinefleisch kommt mit 54 kg am häufigsten in die Pfanne.

Die Zeitschrift „Verites Santé", Nr. 56, berichtete folgendes: „Die aus ungefähr 3000 Ärzten bestehende amerikanische Organisation Physiker-Komitee für verantwortliche Medizin rechnete aus, dass es, wenn alle Amerikaner die Gewohnheit, tierische Produkte zu essen, aufgäben, im Gesundheitswesen Ersparnisse in der Größenordnung von 68,2 Milliarden gäbe. Man würde eine Ersparnis von 40,4 Milliarden im Bereich der Herzkrankheiten, von 7 Milliarden der mit dem Blutdruckproblem zusammenhängenden Krankheiten feststellen, **ferner eine Ersparnis von 40 Prozent der für die Krebserkrankungen ausgegebenen 35 Milliarden,** und 40 Prozent der im Zusammenhang mit den Folgen der Zuckerkrankheit stehenden 7 Milliarden."

Nicht der Genuss sollte im Mittelpunkt unserer Ernährung stehen, sondern auch unser persönliches Bewusstsein der gesundheitlichen, der ökologischen, der ökonomischen und der sozialen Wirkungen, wie sie auch die Waerland-Lebensführung vorschlägt.

Eine Ernährung kann nur zukunftsfähig sein, wenn sie allen Menschen ein hohes Maß an Gesundheit und Lebensqualität vermittelt und auch die kollektive Verantwortung für alle Menschen auf der Erde mit einschließt.

Ausführliche Informationen in dem Buch: „Gefährdet Fleischgenuss unsere Gesundheit und Umwelt?", G. A. Ulmer Verlag, Tuningen

Zucker und Krebs

Zucker als Nahrungs- und Genussmittel ist für die Entstehung und Unterhaltung vieler Krankheiten verantwortlich; auch mitverantwortlich für Krebs. Die Gefahr besteht im Missbrauch von Zucker als Genussmittel. Dadurch ist es auch möglich, ein einfaches Nahrungsmittel durch Süßen zum Genussmittel zu verwandeln. Zucker ist auch ein Nahrungsmittel mit hohem Säuregehalt, während Getreide und Getreideprodukte einen niedrigen Säuregehalt aufweisen.

Die Pflanzen sind die natürlichen Zuckerfabriken. Sie bauen durch die Photosynthese mit Hilfe des Sonnenlichtes und des Chlorophylls aus Kohlendioxid und Wasser Kohlenhydrate auf.

Die Kohlenhydrate, also auch der weiße Zucker, werden im Körper dann im basischen Milieu über die „Zuckerstufe" abgebaut. Dafür werden B-Vitamine und Mineralstoffe benötigt. **Deshalb gibt die Natur den Kohlenhydraten die nötigen Funktionsstoffe mit auf den Weg.**

Verschiedene B-Vitamine, insbesondere Aneurin (B1) werden für den Kohlenhydrat-Stoffwechsel dringend benötigt. **Bei hohem Zuckergenuss ist daher auch ein erhöhter Bedarf an B-Vitaminen vorhanden.** Bei isolierten Kohlenhydraten kann sich deshalb automatisch ein Vitamin B-Mangel ergeben. Außerdem kann auch ein Mangel an Mineralstoffen, insbesondere an Kalzium und Magnesium entstehen sowie eine Stress-Situation der Bauchspeicheldrüse, die dann gezwungen wird, fortwährend viel Insulin auszuschütten.

Nach Jahren **kann es dann zu einer Erschöpfung der Bauchspeicheldrüse sowie der Insulinrezeptoren der Zellen und damit zu Diabetes kommen.**

Bei der Vergärung von Zucker entsteht Acetaldehyd. Die Leber wandelt dann Acetaldehyd in Alkohol um. Dieser Vorgang entzieht dem Körper Magnesium, Schwefel, Wasserstoff und Kalium **und reduziert so die Zellenergie.**

Zweitens kann Acetaldehyd **lebensnotwendige Enzyme zerstören** und die Aufnahme von Eiweiß und Mineralstoffen verringern.

Drittens kann Acetaldehyd **direkt Neurotransmitter zerstören, jene chemischen Botenstoffe, die für die gesamte Reizleitung verantwortlich sind.** Und viertens bindet es sich an die Wände der roten Blutzellen, wie molekularer Leim, was sie weniger beweglich macht und ihnen den Gang durch die Kapillaren des Blutkreislaufs erschwert. Dies kann zur Unterversorgung der Gewebe mit Nährstoffen und Sauerstoff führen.

Acetaldehyd kann Kraft und Ausdauer herabsetzen, übermäßige Müdigkeit auslösen, das Denkvermögen benebeln und den Antrieb schwächen. Komplexe Kohlenhydrate, wie Zucker, hinterlassen nach ihrer Verdauung eine Menge Säure. Eine halbe Liter Flasche Cola enthält 19 Stück Würfelzucker. Heute essen Menschen pro Jahr etwa 35,2 kg weißen Zucker, bei einer vierköpfigen Familie sind dies 2,5 kg pro Woche. In vielen Nahrungsmitteln wird Zucker verwendet, z.B. in Kaba oder Nesquick, Nutella, Limo, Fruchtjoghurt und Schokolade. Das steigert den Jahresverbrauch zusätzlich.

Nach Dr. Kempke ist weißer Zucker Krebsverursacher Nr. 1. Tumore können ohne Zucker nicht überleben.

Dieses Wissen wurde schon 1957 in Amerika entdeckt, doch niemals unter klinischen Bedingungen konsequent über lange Zeit umgesetzt. Doch es sind mehrere Fakten, die zusammenspielen.

Durch Dauerstress kann es zu einer Adrenalinerschöpfung kommen. Wenn Menschen wochenlang Stress haben und man den Adrenalinspiegel im Urin misst, stellt sich heraus, dass fast kein Adrenalin im Körper ist, da es durch die fortwährenden Stressreaktionen erschöpft wurde.

Bei Adrenalinmangel kann der Gegenspieler Insulin bei hohem Zuckergenuss die Zellen mit Zucker überladen. Die Zellen müssen dann den Zucker verkraften. Sie tun dies entweder dadurch, **dass sie auf Gärung umstellen,** denn Gärung verbraucht extrem viel Zucker. Oder die Zellen teilen sich, weil dadurch auch viel Zucker verbraucht wird. **Zucker kann so eine tödliche Waffe sein und zu viel Zucker kann die Zelle umbringen.**

Ein Tumor kann also die Folge von Dauerstress sein, bei dem es zu einer Adrenalinschwächung und zu einer Übersäuerung kommt und damit zu einer wilden Teilung und Gärungsumstellung der Körperzellen. Aggressiver Krebs lebt von Glukose. Deshalb erklärte Are Waerland den weißen Zucker zum Volksfeind Nr. 1 unserer Gesundheit.

Laut einer schwedischen Studie vom Karolinska Institut kann eine zu hohe Zuckeraufnahme über einen langen Zeitraum die Entstehung von Pankreaskarzinomen fördern.

Bei Teilnehmern mit einem häufigen Verzehr gesüßter Getränke, darunter vor allem gezuckerter Kaffee, war das Risiko, ein Pankreaskarzinom zu entwickeln, noch bis zu 70 Prozent erhöht. Aufgrund der häufig zu späten Diagnose und der begrenzten Behandlungsmöglichkeiten gilt Bauchspeicheldrüsenkrebs als eine der Krebserkrankungen, die mit sehr geringen Heilungschancen verbunden ist. Deshalb ist es besonders wichtig, das Wissen sowie das Bewusstsein über mögliche Ursachen, Risikofaktoren und Folgen zu vertiefen.

Dr. Martina Hahn-Hübner meint: „Es ist für mich einfach erstaunlich, dass diese einfache Erkenntnis nicht zur Regel Nr. 1

im Kampf gegen Krebs geworden ist. Hör sofort auf, Zucker zu essen. Ich habe einen Arzt gefragt, ob er etwas Licht auf den Zusammenhang zwischen Zucker und Krebs werfen könne?" „Es ist offensichlich, dass die Zellen, die sich am schnellsten vermehren, den höchsten Energiebedarf haben. Wenn man ihnen diese Energiequelle wegnimmt, ist es so ähnlich, als trenne man sie von der Blutversorgung - nicht ganz so drastisch, aber es ist sicherlich ein Schritt, der es wert ist, ihn zu machen", war seine Antwort.

Zucker wirkt sich auf das Wachstum schädlicher „Mikroorganismen" ungefähr so aus, **wie Benzin auf Feuer.** Mikroformen wie Hefen und Pilze lieben Zucker in all seinen Formen. **Je mehr Zucker sie erhalten, desto rascher wachsen und vermehren sie sich und greifen unseren Körper von innen her an.**

Unser Körper braucht Zucker, **aber der konzentrierte Zucker überfordert ihn.** Besser sind die sanften Zuckerstoffe der Gemüse. Auf keinen Fall soll Zucker durch Süßstoff ersetzt werden. Künstliche Süßstoffe, dazu gehören Aspartam, Saccharin, Neotam, Sucralose, Acesulfam, Cyclamat sind Säurebildner. Sie werden im Körper zu giftigen Säuren zerlegt. **Bei Aspartam wandelt sich der Methylalkohol in Formaldehyd (Nervengift) um.** Danach wird es zu Ameisensäure (Gift der Ameisen) und das ist nur ein Bestandteil der vielen künstlichen Süßstoffe.

Größere Schmerzen haben zuweilen Krebskranke. **Bei diesen soll der pH-Wert im Gewebe auf 6,2 abfallen.**

Die beste Krankheit ist jene, die man nicht bekommt. Deshalb müssen Wege aufgezeigt werden, die der Gesunderhaltung auf natürliche Weise dienen. Bis heute hat die Heilung von Krankheiten Priorität, **jetzt muss unsere Gesellschaft verstärkt auf die Bewahrung der Gesundheit setzen. Dies sollte unser Leben und unser Denken revolutionieren.**

Alkohol, Nikotin und Kaffee

Einer Studie zufolge sind 3,6 Prozent aller Krebsfälle weltweit auf Alkoholkonsum zurückzuführen. Der Prozentsatz der alkoholbedingten Krebsfälle ist besonders hoch bei Männern in Zentral- und Osteuropa.

Jeder 5. Patient, der in ein Krankenhaus eingewiesen wird, weist Alkohol-bezogene Probleme auf. Alkoholiker erkranken häufig an Speiseröhrentumoren und vermehrten Krebsbildungen in der Mundhöhle, im Rachenraum und im Kehlkopf.

Bei Rachen- und Speiseröhrenkrebs hält Prof. Heinz Maler vom Bundeswehrkrankenhaus Ulm Alkohol für den Risikofaktor schlechthin. **Aber auch Krebserkrankungen der Bauchspeicheldrüse oder des Magens werden mit einem hohen Alkoholkonsum als Risikofaktor diskutiert.**

Experten der internationalen Krebsforschungsagentur rechnen Alkohol zu den weltweiten „Top-Ten“ der Krebsrisikofaktoren. Hoher Alkoholkonsum kann alle Organsysteme schädigen, **wobei die Schädigung der Leber eine Schlüsselrolle einnimmt.** Über eine chronische Entzündung und Verfettung der Leber kann Alkohol zu einer sogenannten Schrumpfleber führen, die ihrerseits **ein hohes Krebsrisiko darstellt.**

Der resorbierte Alkohol gelangt über die Pfortader zur Leber, der die größte Bedeutung hinsichtlich des Abbaus von Alkohol zukommt. Hier werden über 90 Prozent metabolisiert. Dabei sind mit der Alkoholdehydrogenase (ADH), dem Ethanol und dem Abbau zu Acetaldehyd auch Gefahren für den ganzen Körper gegeben.

Acetaldehyd entzieht, wie bereits im letzten Kapitel erwähnt, dem Körper Magnesium, Schwefel, Wasserstoff und Kalium und reduziert so die Zellenergie. **Lebensnotwendige Enzyme können zerstört werden, ebenso auch wichtige Botenstoffe,** die für den Stoffwechsel und die Körperfunktionen wichtig sind. Dies kann zur Unterversorgung der Gewebe mit Nährstoffen und Sauerstoff führen.

Eine Besonderheit ist die, dass bei dieser Reaktion Sauerstoff-Radikale freigesetzt werden, die zum Alkohol-vermittelten Leberschaden beitragen können. Alhohol ist aber nicht nur schlecht für die Leber, sein Genuss erhöht auch deutlich das Darmkrebsrisiko. Als gesichert scheint, dass mit der Menge der Drinks auch die Krebsgefahr steigt.

Alhohol kann ebenfalls die Sekretion des Botenstoffes Vasopressin aus der Hypophyse unterdrücken, das für die Wasserregulierung im Körper wichtig ist. Ein Mangel an Vasopressin im Kreislauf kann zu einer kompletten Dehydrierung (Wassermangel) im Körper führen, insbesondere auch in den Gehirnzellen.

Generell beeinflussen alkoholische Getränke die Muskelleistung und können auch die Nerven schädigen. Die DGE (Deutsche Gesellschaft für Ernährung) rät allgemein wegen der schädlichen Auswirkung auf die Gesundheit für höchstens 20 Gramm Alkohol am Tag für Männer, und maximal 10 Gramm für Frauen. (20 Gramm Alkohol entsprechen etwa 1 großen Glas Bier oder 1 Glas Wein.)

Es gibt kein Organ oder Zellsystem im menschlichen Körper, das nicht durch chronischen Alkoholgenuss geschädigt oder in seiner Funktion beeinträchtigt werden könnte.

Häufig bleibt es nicht bei einem Genussgift: Zu Wein und Bier oder zu härteren Getränken sowie zu Kaffee gehört für viele Menschen auch die Zigarette. So gehen die Experten davon aus, dass die einzelnen Risiken sich möglicherweise nicht einfach addieren, sondern sich gegenseitig verstärken.

Nikotin, bzw. aktives Rauchen, ist kaum wie eine andere Lebensgewohnheit mit der Entstehung von Krebs verknüpft. Wer raucht, kann Mundkrebs, Speiseröhrenkrebs, Brustkrebs und

Leberkrebs bekommen, insbesondere kann jeder 5. Raucher im Laufe seines Lebens an Lungenkrebs erkranken.

War Nikotin früher eher wegen seines Suchteffektes verdächtig, so mehren sich heute die Hinweise, dass Nikotin bisweilen auch am Wachstum von Tumoren mitwirkt. Nikotin soll die Zellteilung, die Entwicklung neuer Blutgefäße und Wachstumsfaktoren aktivieren können.

In Tabakwaren ist das Alkaloid Nikotin die Schlüsselsubstanz. Dieses ist für den menschlichen Organismus hoch giftig. Schon 60 Milligramm reines Nikotin können für Erwachsene tödlich sein.

Die vielfältigen anderen Inhaltsstoffe sind Stickoxide, Schwefeldioxid, Kohlenmonoxid, Kohlendioxid, polyzyklische aromatische Kohlenwasserstoffe, Benzol, Phenol, Formaldehyd, Ammoniak, Nitrosamine, Akrolein sowie Spurenelemente wie Nickel und Cadmium. Es sind etwa 40 krebserregende Bestandteile im Tabak.

Inhaliertes Nikotin löst im Gehirn zunächst ein Gefühl von Anregung und Stimulation aus, größere Mengen sorgen eher für einen entspannenden Effekt. Bei Light-Zigaretten ist man versucht, mehr Zigaretten rauchen zu müssen, um den gewohnen Nikotinspiegel zu erreichen.

Wer 1 bis 9 Zigaretten täglich raucht, stirbt statistisch gesehen 4 mal häufiger an Lungenkrebs als ein Nichtraucher. Bei 10 bis 19 Zigaretten ist das Risiko schon 7 mal so hoch. Starkraucher, die mehr als 30 Zigaretten am Tag rauchen, sterben 20 mal so häufig an Lungenkrebs wie Nichtraucher.

Aber auch andere Organe entwickeln bei Rauchern öfter Krebs, z.B. Bauchspeicheldrüsenkrebs, Harnblasenkrebs, Nierenkrebs, Magenkrebs, Knochemarkkrebs, bei Frauen auch Gebärmutterhalskrebs.

Rauchen verursacht allerdings nicht nur eine ganze Reihe von Krebsarten, sondern auch zahlreiche weitere Beschwerden, wie Störung der Mundflora, Zahnfleischerkrankungen und Zahnfleischentzündungen. Es setzt auch die Widerstandsfähigkeit gegen Bakterien herab und mindert die Fähigkeit des Magens, Säure nach einer Mahlzeit zu neutralisieren, wodurch dann die übriggebliebene Säure die Schleimhaut des Magens schädigen kann. Magengeschwüre treten bei Rauchern häufiger und in stärkerem Maße auf. Wer glaubt, Zigarren, Pfeife und Wasserpfeife seien weniger gefährlich als Zigaretten, erliegt einem Trugschluss.

Auch das Passivrauchen muss als Gefahrenquelle erwähnt werden. Grundlage für einen umfassenden Nichtraucherschutz ist die Erkenntnis: Tabakrauch in Innenräumen ist keine Belästigung, sondern eine Gesundheitsgefährdung mit Todesfolge.

Flüchtige Schadstoffe sind im Nebenstrom der Zigarette bis zu 100 mal konzentrierter als im Hauptstromrauch. Deshalb muss ein Nichtraucher etwa die Hälfte des Formaldehyds und des Stickstoffdioxids einatmen, das die Raucher im gleichen Raum freiwillig inhalieren. Eine hochgefährdete Gruppe sind sicher die Kinder. Über 6 Millionen Kinder sind täglich dem Tabakrauch ausgesetzt.

Der Tabakrauch enthält eine Vielzahl karzinogener Substanzen, die durch freie Radikale noch verstärkt werden. Bereits ein einziger Zigarettenzug befördert bis zu 10^{15} freie Radikale in die Lunge des Konsumenten. Beim Verbrennen des Tabaks wird der Stickstoff der Stickoxide und Nitrosamine partiell oxidiert, wodurch allein schon 30 karzinogene Folgeprodukte entstehen, die oxidativ schädigend wirken.

Besonders betroffen sind die Zellmembranen, wo radikalische Substanzen eine Oxidation der ungesättigten Fettsäuren verursachen und damit für die Zerstörung der Membranintegrität verantwortlich sind. Die Unversehrtheit der Zellmembranen ist eine wesentliche Voraussetzung für die Energiegewinnung.

Rauch kann auch das Erbgut verändern. Jede Zigarette kann zu Veränderungen an den DNA-Strängen in der Zelle führen.

Der Verzicht auf das Rauchen müsste für Krebspatienten selbstverständlich sein. Schon relativ kurze Zeit nach der letzten Zigarette verbessert sich die Sauerstoffaufnahme der Lunge. Untersuchungen haben ergeben, dass Tabakkonsumenten häufig vitaminunterversorgt sind, deshalb sind hier, insbesondere für Vitamin C, Ergänzungen notwendig.

Kaffee gilt seit jeher als Genussmittel und diese sind bekanntlich alle mit Vorsicht zu genießen. Jeder Deutsche trinkt nach der Statistik rund 180 Liter Kaffee im Jahr, das sind 1200 Tassen. Pro Tasse enthält Kaffee 60 bis 100 Milligramm Koffein. Dieser Wirkstoff dringt ins Großhirn ein, dockt dort an Rezeptoren an und ordert mehr Energie. Deshalb schlägt das Herz schneller und der Blutdruck steigt, man fühlt sich wacher.

Kaffee zählt zur Gruppe der Alkaloide stickstoffhaltiger Pflanzen, die in höheren Konzentrationen giftig wirken, in geringeren Dosen als Heil- und Betäubungsmittel eingesetzt werden. Koffein stimuliert das Zentralnervensystem, das Atemzentrum, das Gefäßsystem, das Herz und die Nerven.

Kaffee enthält krebsauslösende Stoffe, Methylglyoxal, Methylxanthin und Wasserstoffperoxid (letzteres ist vor allem im Instantkaffee enthalten, vervielfacht die negative Wirkung des Methylglyoxals). Methylxanthin ist auch für ein erhöhtes Herzinfarktrisiko verantwortlich. Acrylamid und Furan entstehen in geringen Mengen beim Rösten, außerdem können das allergenisierende Nickel und andere Schwermetalle sowie das Schimmelpilzgift Ochratoxin im Kaffee enthalten sein.

Das aus Schimmel entstehende Gift hat auch das Bundesinstitut für gesundheitlichen Verbraucherschutz und Veterinärmedizin (BgVV) alarmiert. Das Gift lasse sich weder durch Rösten oder Brühen beseitigen und sei inzwischen im Blut nahezu aller Europäer nachweisbar. Schweden habe schon einen Grenzwert von fünf Nanogramm (Millionstel Gramm) pro Kilogramm Nahrungsmittel angekündigt. Dies reiche aber nicht aus, da sich Ochratoxin in bestimmten Organen, wie der Niere, nur äußerst langsam abbaue. In den grünen Bohnen können Aflatoxine vorhanden sein. Mehr als 4 Tassen/Tag sollten nicht getrunken werden.

Gemäß Dr. Bircher, LePont, kann durch Kaffee Krebs von Blase, Brust, Ovarien und Prostata ausgelöst werden. - Gemäß einer griechischen Studie (Harkopio-Universität 04) steigen schon bei 2 Tassen/Tag die Entzündungswerte im Körper deutlich an.

Bohnenkaffee ist kontraindiziert, nicht nur weil Bohnenkaffee die Zellatmung senkt, sondern weil das darin enthaltene Koffein als Trimethylpurin mutagene Wirkungen hat.

Versuche zeigen, dass nach dem Genuss einer Tasse Kaffee etwa 2 Tassen Flüssigkeit ausgeschieden werden. Wird nicht ausreichend Wasser getrunken, kann dies zu einem Flüssigkeitsdefizit im Körper mit fatalen Folgen führen.

Die Mechanismen zur Anpassung der Dehydrierung (Wassermangel), die sich bis zu einer Verengung der Blutgefäße steigern, sind die gleichen wie bei Stress.

Wenn ständig coffeinhaltige Getränke statt Wasser getrunken werden, kann der Körper nur eingeschränkt hydroelektrische Energie erzeugen. Übermäßig viel Koffein verringert auch die in Form von ATP gespeicherte Energie im Gehirn und im Körper - möglicherweise eine der Ursachen auch für Konzentrationsschwächen.

An der Universität Ulm wies man z.B. zweifelsfrei nach, dass bei Menschen, die täglich mehr als 3 Tassen Kaffee trinken, ein 2,5-fach höheres Risiko besteht, an einer Helicobacter-Infektion mit Entzündung oder Geschwür der Magen-/Zwölffingerdarm-Schleimhaut zu erkranken, als bei denen, die ganz auf Kaffee verzichten. Die Durchlässigkeit des Darmes werde erhöht, Allergien können leichter aufgenommen werden.

Wer viel Kaffee trinkt, riskiert auch ein Defizit an Mineralstoffen. Phenolische Verbindungen im Kaffee verschlechtern die Mineralstoffausnutzung aus der Nahrung. Kaffee und Tee sollten deshalb nicht regelmäßig zu den Mahlzeiten getrunken werden. Kaffee erwirkt auch eine Erhöhung des Cholesterinspiegels, hat also einen LDL-steigernden Effekt. Neueste Untersuchungen scheinen Diterpene als cholesterinerhöhende Substanz identifiziert zu haben.

Da die Tumorzellen nach Glukose hungern, ist natürlich auch **Kaffee mit Zucker** in jeder Form für Krebspatienten pures Gift; dies braucht nicht mehr besonders hervorgehoben zu werden. Kaffee im Dauergenuss trägt sehr zur Übersäuerung des Körpers bei und damit auch zu einem sauren Milieu, in dem Mikroorganismen und Parasiten sich sehr negativ entwickeln können.

„Mikroben sind nichts, der Nährboden ist alles“

Der französische Wissenschaftler, der diese weitreichende und grundlegende Wahrheit verkündete, war Claude Bernard (1813-1878). Er war Professor am Collège de France und Mitglied der Akademie francaise; er war ein Zeitgenosse Louis Pasteurs. Professor Bernard war ein Pionier der Stoffwechselforschung und Begründer der experimentellen Medizin. Er erkannte, dass der menschliche Organismus immer danach strebe, sein „inneres Milieu“ (das Säure-Basen-Gleichgewicht, die Temperatur, den Blutdruck usw.) konstant zu halten.

Alle spontanen Äußerungen lebender Organismen sind nach seiner Ansicht Regelungsvorgänge, **die Folgen innerer Veränderungen, und nicht von außen angestoßene Prozesse**. Seine Erkenntnis, dass die „innere Welt", also unser Körper, über eine erstaunliche Stabilität und Fähigkeit verfügt, den Einflüssen des „äußeren Milieus" zu trotzen, führten ihn zu der Überzeugung, dass Krankheiten im Körper **nur dann Fuß fassen können, wenn das „Terrain", also der Nährboden, dafür günstig und geeignet ist.**

Rudolf Virchow, der deutsche Pathologe, der an der Berliner Hochschule tätig war, vertrat dagegen eine hauptsächlich von Viren und Bakterien geprägte Zellularpathologie und machte sie für Krankheiten verantwortlich. Er prägte damit die moderne Medizin entscheidend. Trotz allem stellte er fest: „Mücken suchen stehendes Wasser auf, aber sie sind nicht die Ursache, dass Wasser steht."

Prof. Dr. Günther Enderlein hat schon vor vielen Jahren virusähnliche Proteine im Blut und im Gewebe erkannt, die eine regulative Funktion ausüben und **dem Schutz der Gesundheit dienen.** Er nannte sie **Endobionten**. Solche Kleinstlebewesen bzw. Mikroorganismen leben z.B. im Darm und im Blut. Sie kommen nicht in Bakterienform vor, **sondern als ihre Vorstufen**. Es sind meist winzig kleine Eiweißmoleküle, die man auch Protite nennt. **Sie können sich allerdings verändern und andere Erscheinungsformen annehmen.**

Sie beeinflussen ganz wesentlich den Zustand des Blutes, seine Gerinnungsfähigkeit, die Beweglichkeit und die Lebensdauer der Blutkörperchen, die Fließeigenschaften und bauen auch Erreger ab. Sie haben eine sehr große Bedeutung für das Immunsystem.

Diese Endobionten dienen als Botenstoff- und Informationsträger für die T-Lymphozyten (weiße Blutkörperchen).

Die T-Lymphozyten benötigen diese Signale, um eine abwehrende Immunreaktion auszulösen, d.h. Antikörper zu bilden.

Eine Versäuerung des Gewebes und des Blutes, das heißt **eine Veränderung des biochemischen inneren Milieus bzw. Nährbodens jedoch verändert die Gestalt der Endobionten. Sie können sich dann aus dem Primitivstadium zu höheren Formen innerhalb der genetischen Einheit „Kolloid-Bakterie-Pilz“ entwickeln.** Auf diese Weise werden die sonst im Körper heimischen Mikroorganismen zu Pilzen, **zu gefährlichen Feinden der Gesundheit**. Durch die heutige Blutforschung konnten solche Pilze im Blut bei vielen Menschen nachgewiesen werden.

Durch zu viel Säurebelastung ergibt sich eine Veränderung des pH-Wertes mit ernsten Folgen für den Körperhaushalt. Wenn z.B. ständig zu viel säurespendende Nahrung zu sich genommen wird, bleiben Säureüberschüsse im Körper. Sie werden erst ausgeschieden, wenn sie durch neue Basenzufuhr neutralisiert werden können.

Die aus dem Eiweißstoffwechsel hervorgehenden Abfallprodukte, nämlich Harnstoff und Harnsäure, werden normalerweise über die Nieren ausgeschieden. Die Ausleitungskapazität der Leber umfasst täglich höchstens 40 Gramm Harnstoff. **Liegt der Eiweiß-Konsum sehr hoch, ist die Leber nicht mehr in der Lage, diesen abzubauen und über die Nieren auszuleiten.** Schwerlösliche Harnsäure, die von den überforderten Nieren nicht ausgeschieden werden kann, lagert sich im Gewebe und in den Gelenken ab. Die Folge: das gesunde Gewebe wird übersäuert. **Zu viel Eiweiß kann also zum Risikofaktor für die Gefäße, die Gewebe und die Nieren werden.**

Auf diese Weise entsteht ein paradiesischer Tummelplatz für eine explosionsartige Vermehrung unerwünschter Mikroorganismen (negative Entwicklung ausgehend von Endobionten).

Der Zusammenhang zwischen Blutbelastung und dessen pH-Wert

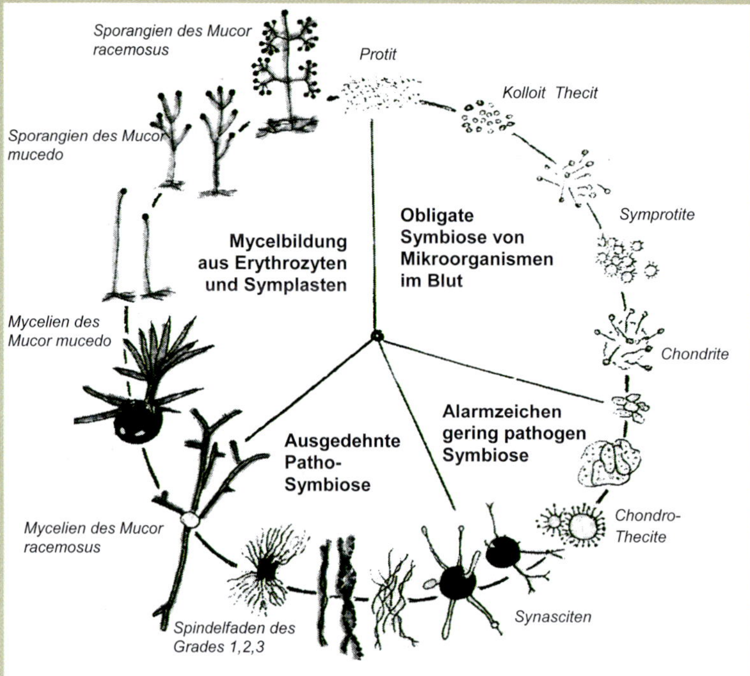

Quelle: Bruno Haefeli, Die Blut Mykose

Mikroorganismen leben im Blut in Symbiose bei normalem pH-Wert. Verändert sich der pH-Wert, werden sie in eine höhere Entwicklungsstufe gehoben, d.h. angeregt, sich zu verändern. So können sie sich aus dem Primitivstadium Kolloid zu Bakterien und Pilzen entwickeln.

Die Mikroorganismen können sich also so zu Pilzen, zu Feinden der Gesundheit verändern.

Man spricht von mindestens 6000 Todesfällen jährlich, die auf Pilzbefall innerer Organe zurückzuführen sind.

Diese **produzieren dazu noch ihre eigene Säure,** was den Gesundheitszustand weiter verschlechtert. Der Säure-Basen-Haushalt gerät vollends durcheinander.

Wenn unser Körper Eiweißstoffe schwer ausscheiden kann, dann lagert er sie mit sauren Stoffwechsel-Endprodukten im Bindegewebe ab.

Wenn das Gleichgewicht des Blutserums, zwischen Mineralsalzen (Basen, Alkalien) und Säuren, längere Zeit durch falsche Ernährung nach der sauren Seite hin gestört wird, setzt eine uferlose Vermehrung der Endobionten in die große Entwicklungsreihe der Parasiten ein.

Auf diese Weise wird offensichtlich, dass schädliche Viren und Bakterien **sich nur entwickeln können, wenn für sie ein geeignetes Milieu, also ein geeigneter Nährboden vorhanden ist, oder wenn die Abwehrkräfte des Körpers weitgehend geschwächt sind.** Die Abwehrkräfte zu stärken und die Körpersäfte ins Gleichgewicht zu bringen, ist wahre Gesundheitsvorsorge.

Krebs ist auch eine Krankheit durch Erreger

Tamara Lebedewa, eine russische Wissenschaftlerin erforschte jahrelang die Krebserkrankung, da Angehörige ihrer Familie dieser Krankheit zum Opfer gefallen sind. In den letzten Jahren hat sie experimentell nachgewiesen, dass die Geißeltierchen der Klasse der Flagellaten - die Trichomonaden (Protozoen) in verschiedenen Erscheinungsformen **Erreger der Wucherungen im Zellgewebe sind.**

Bisher konnten Onkologen sich nicht erklären, dass Tumorzellen außerhalb des Körpers in Nährlösungen weiterwachsen, anders als alle menschlichen Zellen. Lebedewa erkannte, **dass Tumorzellen in Wahrheit Parasiten sind.** Sie beobachtete, dass sich manche Tumorzellen in der Nährsubstanz wieder zu begeißelten Einzellern verwandelten. Trichomonaden, von denen es etwa 100 Arten gibt, **kommen also in verschiedenen Erscheinungsformen vor.**

Als Geißeltierchen sind sie leicht zu erkennen. Ohne den Geißel-Fortsatz, also im Amöben-Stadium, sind sie schon schwieriger zu identifizieren. Im dritten Stadium jedoch als Zysten sehen sie manchen Körperzellen, etwa Lymphozyten ähnlich. Darum wurden sie im Tumorgewebe bis dahin nicht identifiziert.

Dr. Dietrich Wachsmuth, Facharzt für Allgemeinmedizin und Naturheilkunde in Hamburg sagt: „Was hier über die Ursache der Krebserkrankung steht, ist sinnvoller als alle bisherigen Erkenntnisse der Medizin auf diesem Gebiet."

Wenn Trichomonaden durch Übersäuerung im Blut aktiv werden, können sie es mit Toxinen vergiften und eine Erythrozyten Armut hervorrufen. Dann beginnen sie, ihre zahlreichen Kolonien zu bilden. Eine Geschwulst kann demnach eine Kolonie unbegeißelter Trichomonaden sein. So hätten Trichomonaden und Tumorzellen ein und dieselbe Natur.

Bereits Carl Spengler veröffentlichte in den 20-er Jahren in einer Arbeit, dass unter der Vielzahl von Mikroorganismen, die im Blut und im Gewebe von Krebskranken gefunden wurden, insbesondere eine besondere Art als ausschließlich gefährlich und krebserzeugend anzusehen sei. Er beschrieb sie **als Protozoenform** (Einzeller-Mikroorganismen).

Die größeren Formen dieser Protozoen haben sich weitgehend ihrem Milieu angepasst, **und da sie von dem Hämoglobin leben, weisen sie aus naheliegenden Gründen die gleiche Färbeeigenschaften auf.** Eine Färbung des Hämoglobins wird zwangsläufig in gleicher Weise dann diese Mikroorganismen färben, **so dass sie nicht mehr vom Untergrund zu unterscheiden sind.** Ähnliches gilt für die übliche histologische Untersuchung von Tumorgeweben.

Das Wesentliche dieser Mikroorganismen besteht darin, **dass sie sich als Parasiten ausschließlich zunächst in den Blutzellen befinden.** Sie entwickeln sich in den Erythrozyten, um erst zu einem späteren Zeitpunkt auch in das Blut-Plasma zu gehen. Zwischen diesen Mikroorganismen und dem menschlichen Organismus hat sich mutmaßlich über die Jahrtausende **ein labiles Gleichgewicht in immunologischer Hinsicht herausgebildet.** Als pleomorphe Lebewesen unterliegen sie einem Größen- und als Protozoen einem Gestaltwandel durch geschlechtliche und ungeschlechtliche Ausprägungen.

1928 fielen Dr. von Brehmer im Blut von Krebskranken bei starker mikroskopischer Vergrößerung kleine und kleinste mobile Körperchen auf, die ihn schließlich zu der Feststellung führten: „**Das Krebsvirus ist das invisible Stadium von Mikroformen der Siphonospora polymorpha, welches sich in vitro in die visible Form überführen lässt.**" 1935 wurde vom damaligen Reichsgesundheitsamt offiziell dieser neu entdeckte Mikroorganismus und als bis dahin unbekannter Blutparasit, Siphonospora polymorpha genannt, anerkannt. Neben den

Stadien der Erythrozyten (rote Blutkörperchen) **bei fortschreitender Krebserkrankung**

Stadium 1

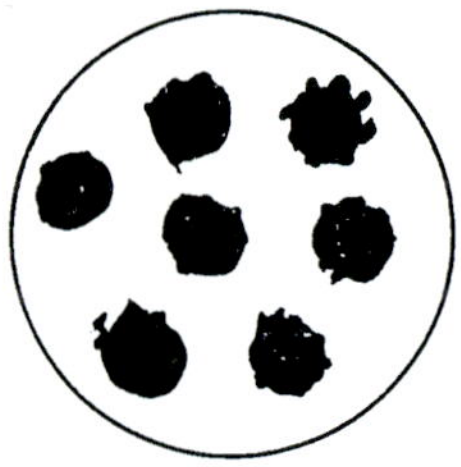

Blaukörnelung in den Blutkörperchen (Granula)

Stadium 2

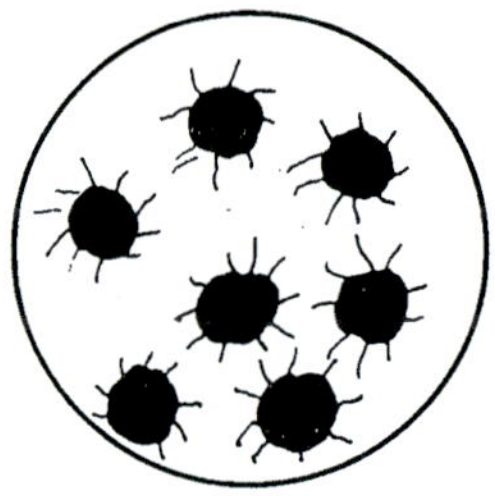

Stechapfelformen

Stadium 3

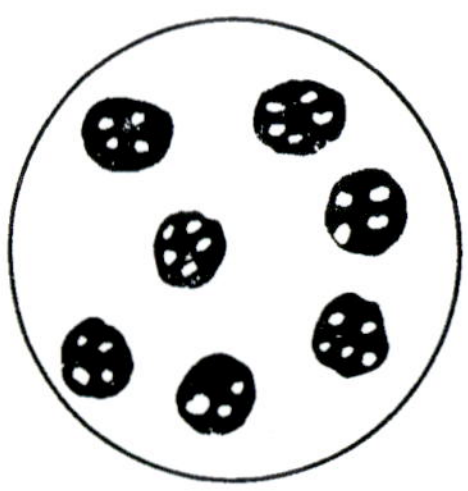

Bläschenbefall

Stadium 4

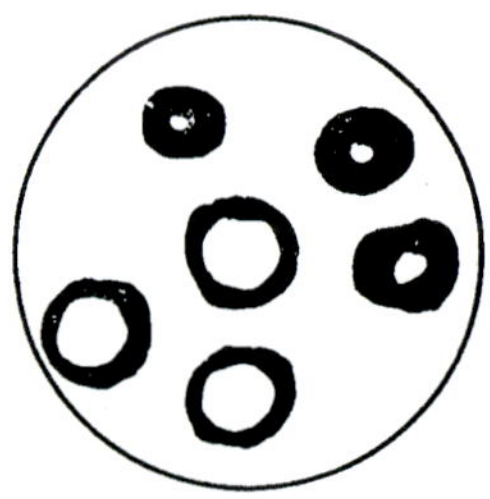

Erhebliche Substanzverluste (Löcher und Ringformen)

Quelle: Schematische Darstellung nach Dr. Rudolf Sklenar

Malariaplasmodiellen **ist dieses Virus ein Parasit, der die roten Blutkörperchen befällt, sich in diesen entwickelt und sie schließlich zerstört.**

Nach Dr. Rudolf Sklenar gelangt der Blutparasit **(Stadium 1)** hauptsächlich durch denaturierte Lebensmittel, Fleischkonserven, rohes Fleisch (Schinken, Mettwurst oder Gehacktes) über den Verdauungskanal ins Blut und setzt sich dort fest. Bei gesundem Blut kann der Parasit jahrzehntelang inaktiv bleiben.

Sobald sich aber das Blut in die überalkalisierte Seite verschiebt (ab 7,5) zerstört er das Hämoglobin **(Stadium 2),** bildet Sporen aus, streut sie im Blutplasma und verlässt das Blutkörperchen, das dabei sehr oft zerstört wird. Er breitet sich im Blut aus und befällt weitere Erythrozyten.

Ist der Parasit in die Zelle eingewandert **(Stadium 3),** reizt er den Zellkern zur krankhaften Teilung und geht mit der Zelle eine Symbiose ein. In der Symbiose vermehren sich die Stäbchen und befallen umgebende Körperzellen, die auch durch die Siphonospora-Toxine und bestimmte Aminosäuren zur unkontrollierten Teilung angeregt werden.

So können Krebszellen entstehen **(Stadium 4)** und parasitäre Zellgebilde, die mit fremdartigem Stoffwechsel den Körper belasten können. Es können auch Anämie, Leukämie, Leberkrankheiten, Magenbeschwerden, Herzbeschwerden und Hautekzeme auftreten.

Erst in einem krankhaft veränderten Terrain mit genau bestimmbaren Merkmalen findet der Parasit die Lebensbedingungen vor, in denen er gewissermaßen zur Aktivität erweckt wird. **Jetzt kann er sich ausbreiten und greift dann aktiv in das Geschehen seines Wirtskörpers ein, um den Organismus vollständig auf seine Bedürfnisse hin umzuprogrammieren.** Erst jetzt soll der eigentliche Krebs beginnen. Hier bestätigt sich die Feststellung des Forschers Bernard: „Der

Mikrob ist nichts, der Nährboden ist alles." Anders ausgedrückt: Wenn der Nährboden bereitet (übersäuert) ist, kann sich der Mikrob entfalten, entwickeln und rasant vermehren.

Dr. von Brehmer hat eindeutig erforscht, dass der pH-Wert des venösen Blutes beim Krebspatienten ins Alkalische entgleist, erst dann, ab einem pH-Wert von 7,43 werden die Blutparasiten aktiv. Erst dann entwickeln sie sich zu gefährlichen Formen, den sogenannten Stabformen, die die Blutgefäße verlassen, um sich im mesenchymalen Gewebe einzunisten und dort von den Zellen, in denen sie häufig leben, aufgenommen zu werden.

Mit Blutparasiten behaftet sind wahrscheinlich die meisten Menschen, aber erst wenn der Blut pH-Wert ins Alkalische geht, entstehen die gefährlichen Formen. Bei Krebspatienten wird das Gewebe immer saurer, während das Blut immer alkalischer wird. Auch das wahllose Zuführen von kalziumhaltigen Entsäuerungsmitteln führt zu einer zeitweise erhöhten Alkalisierung des Blutes (Alan A. Bakleyan).

Dem deutschen Arzt, Dr. Rudolf Sklenar, gelang es, die parasitären Krebserreger in gefärbtem Blutausstrich nachzuweisen. Nach jahrelangen Untersuchungen konnte er die vier visiblen Stadien des Erregers identifizieren. Das Endwerk des Blutparasiten ist die völlige Zerstörung der Erythrozyten.

Die schon vielfach bewährte Therapie von Dr. Sklenar beruht im ganzheitsmedizinischen und biologischen Sinne darauf, dass dem parasitären Erreger der Nährboden - das Milieu - entzogen wird, was mit einer allgemeinen Entschlackung und Entgiftung einhergeht.

Eine wesentliche Rolle in dieser Therapie spielt der Pilz „Kombucha", worüber noch besonders berichtet wird. Es ist offensichtlich, dass es zum Krebs führt, wenn das biologische Milieu für Parasiten günstig ist. Krebs entsteht durch eine Primärursache und einem veränderten Komplex von Sekundärursachen. Die Primärursache kann eine Infektion mit Blutparasiten sein. Die Sekundärursachen verändern Funktionen und Stoffwechselvorgänge des Körpers in der Weise, dass schließlich ein biologisches Terrain entsteht, in dem sich der Parasit ausbreiten kann und in dem er seine Bösartigkeit zu entfalten vermag.

Erst in einem krankhaft veränderten Terrain mit genau bestimmten Merkmalen greift der Parasit dann aktiv in das Geschehen seines Wirtskörpers ein, um den Organismus vollständig auf seine Bedürfnisse hin umzuprogrammieren. Erst jetzt wird von Krebs gesprochen.

Vorrangig ist zunächst die Beantwortung der Frage nach der Möglichkeit einer Früherkennung des genannten Mikroparasiten im Blut, der zwar von verschiedenen Forschern mit verschiedenen Namen bezeichnet wird, in der Essenz aber doch in gleicher Weise gesehen wird.

Im Erkennen, wie in der Therapie haben viele Ärzte auch mit „Außenseitermethoden“ einen verdienstvollen Beitrag geleistet. Es geht nun darum, wichtige Konsequenzen daraus zu ziehen und alles dafür einzusetzen, damit die Ursachen erkannt werden und alles dafür getan wird, ein geeignetes biologisches Milieu zu schaffen, in dem die körpereigenen Heilkräfte gestärkt werden und das stark übersäuerte Milieu, das einen Boden für die Krebsentwicklung bietet, überwunden und beseitigt werden kann.

Lebensstoff rechtsdrehende Milchsäure

Der Nobelpreisträger Dr. Warburg hat als Erster festgestellt, dass Krebszellen den Blutzucker zur linksdrehenden Krebsmilchsäure umsetzen. Dadurch sinkt der ph-Wert **und die Zelle wird sauer, die lebenswichtigen Enzyme können nicht mehr normal arbeiten** und es entsteht eine Degenerierung des Stoffwechsels.

Die linksdrehende Milchsäure, die von den Tumoren produziert wird, kann Schmerzen verursachen und sich ablagern. Linksdrehende Milchsäure ist vom Körper nicht einfach auszuscheiden. Sie kann auch nicht, wie rechtsdrehende Milchsäure, relativ leicht in Energie umgesetzt werden.

Dr. Kuhl stellte fest, „**dass der Krebs eine chronische milchsaure Stoffwechselstörung ist,** bei der die Gewebsmilchsäure nach Zerstörung eines Großteils der Körperzellatmung und Einwirkung schädigender Stoffe durch allmählich stärkere Verschiebung der Wasserstoffionen-Konzentration (pH-Wert) im Körpergewebe zur sauren Seite (im Blut zur alkalischen Seite) den giftigen Grad erreicht hat und **durch Gewebsdefekt wachsende Geschwulst oder Geschwüre (Tumore) hervorbringt.** Die toxische Menge der Milchsäure bewirkt eine überstürzte Vermehrung (Wucherung der Zellen), die das Reifestadium nicht erreichen. Diese unreifen Zellen können nicht atmen. Es ist ein über das Ziel hinausschießendes Wachstum unreifer Zellen mit fehlendem Atmungsvermögen.

Die verbreitete Meinung, dass die Krebszelle aus sich heraus wuchert **und sie vernichtet werden muss, stimmt nicht.**

Die Krebszelle ist eine mit Mikroben infizierte und dadurch vergiftete Mutterzelle. Die toxischen Absonderungen der Parasiten führen zu einem Gärungsstoffwechsel. Die Zelle muss sich teilen oder sterben.

Nicht durch Entfernung des Symptoms „Geschwulst", sondern nur **durch die Regulierung des kranken Stoffwechsels gesundet der Krebskranke.** Geboten ist: Zufuhr des Rohstoffes für die Milchsäurebildung im Körper zu drosseln, eine erhöhte Milchsäurespeicherung in dem Körpergewebe zu verhindern, erhöht gespeicherte Milchsäure auszuleiten und dem Körper alle lebensnotwendigen Stoffe für eine intakte Zellatmung zuzuführen. **Verzicht auf isolierte Kohlenhydrate, täglicher Genuss von milchsäurehaltigen Lebensmitteln,** Keimlingen, Sauerkraut, saurer Milch, usw.

Wird rechtsdrehende Milchsäure aufgenommen, **kann der Körper aus linksdrehender und rechtsdrehender Milchsäure ein sogenanntes Razemat (Gemisch) bilden.** Ungefähr 50 bis 60 Prozent eines Razemats können vom Körper sofort in Energie umgewandelt werden.

Wird eine rechtsdrehende milchsaure Flüssigkeit, wie z.B. Sauerkrautsaft, eingenommen, kann die linksdrehende Milchsäure, die ein Tumor während des Schlafs gebildet hat, blockiert werden. Der Körper muss dann gar nicht so viel Milchsäure ablagern und die Teile der linksdrehenden Milchsäure, die sich mit der rechtsdrehenden verbinden, kann der Körper noch in Energie umsetzen."

Dr. Seeger konnte die oxidationssteigernde Wirkung der rechtsdrehenden Milchsäure bis zu 100 Prozent sogar an Tumorzellen nachweisen.

Durch die saure Milch und ihre Produkte, ebenso wie durch die übrigen Milchsäuregärungsprodukte wird nach der isopathischen Regel stets die überschüssige Milchsäure aus unserem Körper (Zellen) entfernt und dadurch die oxidative Um- und Einstellung des Körpergewebes erreicht, welche vorbeugend die genannte und viele andere Krankheiten beherrscht.

Es besteht die Möglichkeit, isopathisch einzugreifen, d.h. mit

Milchsäure und Acetylcholin

Linksdrehende (-)
Milchsäure

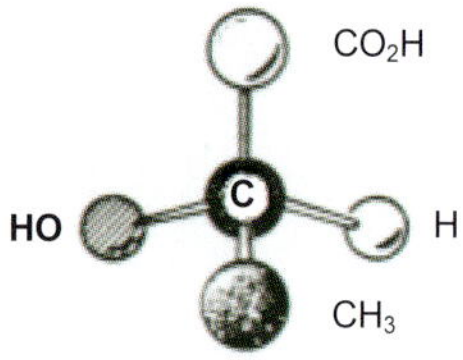

Rechtsdrehende (+)
Milchsäure

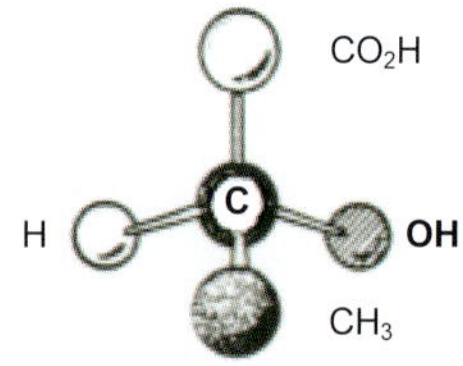

Milchsäure und Ihre Drehrichtung

Rechtsdrehende (+) und linksdrehende Milchsäuremoleküle sind chemisch identisch, haben aber eine räumlich spiegelverkehrte Struktur.

Dadurch dreht sich die Polarisierungsebene des Lichtes nach rechts beziehungsweise nach links.

(Abbildung links)

Wie Kontakte entstehen - Der Kontaktknüpfer Acetylcholin

Mittels einer Überträgersubstanz, dem Acetylcholin, knüpfen die Synapsen einen Kontakt zur nächsten Zelle. So werden Informationen von einer Zelle zur anderen weitergeleitet.

(Abbildung unten)

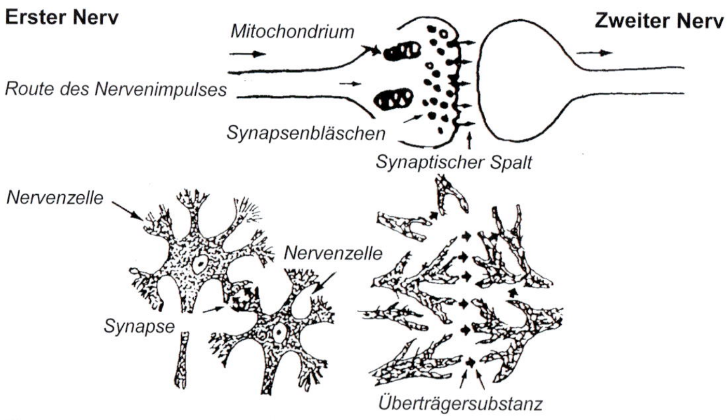

kleinen, ja kleinsten Mengen rechtsdrehender Milchsäure die krankhaft gespeicherte linksdrehende Milchsäure auszuleiten.

Milchsäure ist jedoch nicht gleich Milchsäure. Man unterscheidet die Formen L(+) für rechtsdrehende Milchsäure, D(-) für linksdrehende Milchsäure und DL für inaktive Milchsäure (auch Razemat genannt). Sie stellt eine Mischung aus L(+) und D(-) Milchsäure dar.

Rechtsdrehende (+) und linksdrehende (-) Milchsäuremoleküle sind chemisch identisch, haben aber eine räumliche spiegelverkehrte Struktur. Dadurch drehen sie die Polarisationsebene von Licht nach rechts, bzw. nach links. Die Aktivität des Lichtes kann stark beeinflusst werden durch die „optische Aktivität" bestimmter Moleküle, zu denen sämtliche spiralförmigen Strukturen gehören.

Die L(+) Milchsäure kommt in der gesamten Natur (auch Pflanzenwelt) vor und ist überwiegend ein Zwischenprodukt des Kohlenhydratstoffwechsels. Die physiologischen Aufgaben der L(+) Milchsäure sind im gesamten Zellenstaat Körper und Gehirn sehr vielseitig und lebenswichtig.

Sauerkraut (Milchsäure) reguliert auch die Säuregrade des Magens. Die Milchsäure konserviert das Gemüse und lässt keine Fäulnisbakterien aufkommen. Auch in unserem Körper wirkt sich dies positiv aus.

Im Darm üben milchsauer vergorene Produkte noch eine besondere Funktion aus. Durch ihren Gehalt an Acetylcholin können sie vor allem Darmbewegungen günstig beeinflussen, die Ausscheidung erleichtern **und den Leberstoffwechsel fördern.** Es gibt Forscher, die behaupten, dass allein ein Mangel von Cholin eine Mitursache von Krebs sein kann. (Cholin ist eine starke Base, die in gebundener Form Bestandteil der Lezithine ist. Lezithin = Phosphatidylcholin.)

Cholin ist eine fettähnliche Substanz, die für eine gute Gesundheit wichtig ist. Bei zu wenig an Cholin kann die Funktion der Leber aus dem Gleichgewicht kommen.

Cholin unterstützt das Enzymsystem der Leber, das das Blut entgiftet und toxische Umweltchemikalien ausscheidet. Milchsäuregärungsprodukte wie Sauerkraut, milchsaures Gemüse, Kombucha, **saure Milch (Schwedenmilch), Molke, Biojoghurt** usw. **enthalten Acetylcholin und Orotsäure,** die auch als Vitamin B 13 bezeichnet wird. „Oros“ kommt aus dem griechischen und bedeutet Molke.

Die Orotsäure wird als Baustoff der Zellkerne in unserem Körper verwendet. Der Zellkern gibt den Anstoß zur Zellerneuerung. Um gut funktionieren zu können, braucht der Zellkern Orotsäure, so wie sie der Stoffwechsel auf direktem Wege aufnehmen und verwerten kann.

Überdies gilt die Orotsäure auch als ideales Transportmittel für Magnesium, das der Zelle durch einen „Schlepper“ zugeführt werden kann.

Da ohne Magnesium fast nichts im Enzymstoffwechsel funktioniert, ist auch das Transportmittel für Magnesium so wichtig.

Orotsäure aktiviert Nukleinsäuren und ist wesentlich für den DNA-Stoffwechsel und die Proteinbiosynthese. Orotsäure hat auch eine aktivierende Wirkung auf die Leber und deren Funktion. Die hochmolekularen Eiweißbestandteile bewirken zusammen mit Orotsäuren, Vitaminen und Mineralstoffen den Neuaufbau geschädigter Leberzellen. Da die Leber mehr als 1000 verschiedene Enzyme herstellt, ist eine gut funktionierende Leber, die ihre Zellen alle paar Wochen erneuert, für die Erhaltung der Gesundheit von größter Bedeutung.

Acetylcholin unterstützt sämtliche Funktionsprozesse, fördert die Durchblutung, erleichtert die Ausscheidung und verbessert den Leberstoffwechsel. Die Bauchspeicheldrüse wird ebenfalls stimuliert und so die Aufspaltung von Eiweißen, Kohlenhydraten und Fetten gefördert. Acetylcholin spielt auch bei der Übertragung von Impulsen im Gehirn, im Rückenmark und im Nervensystem eine zentrale Rolle.

Ein Mangel an rechtsdrehender Milchsäure in der Nahrung kann zu einer Behinderung der Zellatmung, zum Zuckerabbau mit Gärung und zur Bildung linksdrehender Milchsäure im Gewebe führen.

Obwohl der Begriff „Milchsaures“ meist für eingesäuertes Gemüse verwendet wird, gibt es noch eine Reihe anderer Lebensmittel, die mit Hilfe der Milchsäuregärung gewonnen werden. Zum Beispiel der alkoholfreie Brottrunk, bei dem man Sauerteig-Vollkornbrot vergärt oder auch Sojall-Trinko.

Gerade das Fermenta-Food-Verfahren stellt wertvolle, milchsauer vergorene Lebensmittel wie Urgetreide, Buchweizen, Lupine, Topinambur, Traubenkerne, Blütenpollen, Sanddorn usw. durch einen biologischen Fermentationsprozess in isopatischer Form zur Verfügung.

Weil sie nicht erhitzt werden, behalten fermentierte Lebensmittel ihren vollen Vitamin- und Vitalstoffgehalt, Ballaststoffe und Proteine werden durch die Tätigkeit der Milchsäurebakterien kaum verändert.

Wichtig ist es, für die Zufuhr lebenswichtiger Vitalstoffe zu sorgen, die zu einer funktionstüchtigen Zellatmung benötigt werden.

Krebs und Darmflora

Viele Menschen leiden heute an einer dauernden Störung der Darmflora, an einer sogenannten Dysbakterie. Gerade diese Dysbakterie des Darmes spielt eine wichtige Rolle bei der Krebsentstehung. Wenn die Darmflora nicht mehr intakt ist, dann gelangen Giftstoffe in den Körper, wodurch die Zellen erheblich geschädigt werden. Auch Einflüsse von außen können die Darmflora schädigen, wie Überernährung, Ernährungsfehler, insbesondere Verstopfung usw. Sie sind **Vorstufen für eine spätere Krebsbereitschaft**.

Die Sanierung des Darmes ist also eine unumgängliche Maßnahme zur Senkung des Krebsrisikos. Selbstverständlich muss die Stuhlverstopfung durch eine massive Ernährungsumstellung behoben werden.

Der pH-Wert der milchsauren Produkte gleicht in etwa dem physiologischen Wert der Darmflora. Dadurch wird die Wiederansiedlung und natürliche Symbioselenkung der gesundheitsfördernden Darmbakterien im Dünn- und Dickdarmbereich unterstützt. Gleichzeitig entziehen sie den krankheitsfördernden Fäulnisbakterien im Dickdarmbereich den Nährboden.

Milchsäure bringt ein hochwertiges Energiepotential in den Darmbereich, das sämtliche Funktionsprozesse, einschließlich der Präzision der Mikroorganismen, unterstützt. Sie stimuliert die Verdauungsdrüsen (vorzüglich den Pankreas), so dass vor allem die Aufspaltung von Eiweißen, aber auch von Fetten und Kohlenhydraten verbessert wird.

„Bei der Normalisierung des pH-Wertes spielt die Milchsäure eine entscheidende Rolle. Durch die Zufuhr der Milchsäure in die Blutbahn wird die in der lebendigen Zelle mögliche Virusvermehrung gehemmt und eine Resistenzsteigerung bewirkt", (Dr. med. Worlitschek).

Dass die Milchsäuregärung als Reifungs- und Veredelungsprozess zu begreifen ist, haben wissenschaftliche Untersuchungen längst bestätigt. Die Mikroorganismen drängen krank machende (pathogene) Keime im Verdauungstrakt zurück und fördern das Wachstum einer gesunden (physiologischen) Darmflora. Dadurch beugen sie unter anderem einer der häufigsten Zivilisationskrankheiten, der Verstopfung vor. Nicht von ungefähr heißt es, Milchsaures wirke wie ein „Besen im Darm". Zudem wird die Bioverfügbarkeit des Mineralstoffes Eisen in Gegenwart von Milchsäurebakterien erhöht. Gesunde Darmbakterien synthetisieren die rechtsdrehende Milchsäure und geben sie ins Blut ab. Dadurch kann die Zellatmung sich wieder normalisieren.

Are Waerland schreibt in seinem Buch: „Der Schlüssel zur Gesundheit liegt im Darm": „Durch den Übergang zur heute üblichen Zivilisationskost - bestehend aus Weißbrot und denaturierten Weißmehlprodukten, weißem Zucker, einem Übermaß an Fleisch, Fisch und Eiern und einer Reihe von sogenannten Genussmitteln - **hat der Mensch seine Verdauungsorgane total verdorben und ihren ursprünglichen Arbeitsrhythmus desorganisiert. Daraus entstehen die chronische Verstopfung und Selbstvergiftung aus dem Dickdarm,** an denen ein Großteil der zivilisierten Menschheit leidet. In ihrem Gefolge findet sich eine Heerschar von Krankheiten, unter denen der Krebs die furchtbarste ist.

Die Natur baute am Ende des 7 Meter langen Dünndarms eine große, mächtige Fabrik auf, den Dickdarm oder Kolon, wie er mit dem griechischen Wort heißt, gerade zur Behandlung und Erschließung der zellulosereichen Teile der Pflanzennahrung. Diese Aufgabe wurde durch eine Symbiose mit Mikroorganismen ermöglicht (u.a. Bacillus bifidus und Bazillus acidofilus).

Bei allen Leuten, welche von Fleisch-, Fisch- und Eierkost leben, d.h. von einer Nahrung, die fault, geschieht die erste Stagnation im großen Blinddarmsack, dem Caecum. **Mit**

Krebsgefahr im Dickdarm

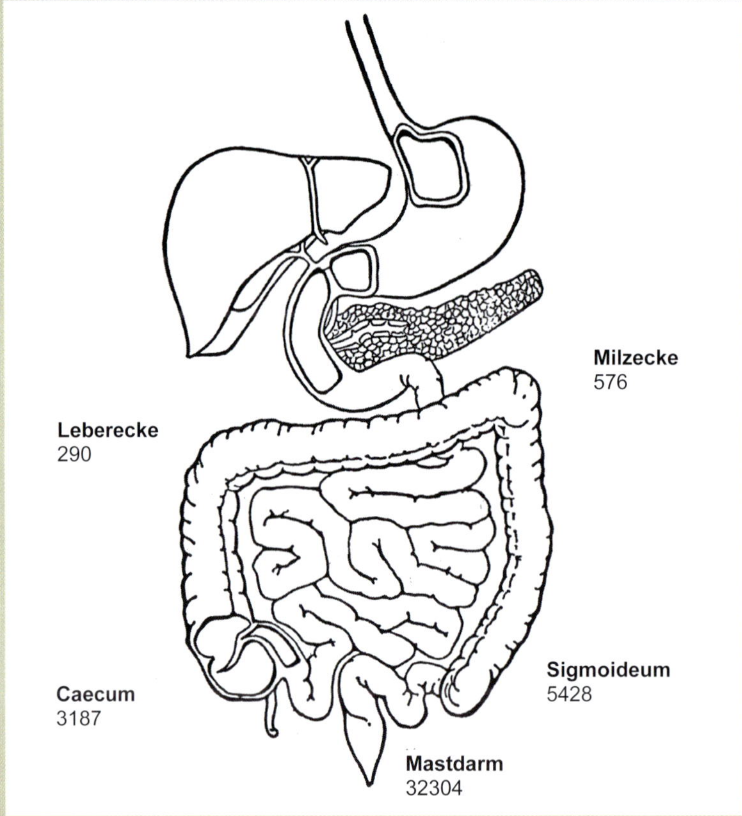

Gerade an denjenigen Punkten, an denen die Stagnation am stärksten ist, hat der Krebs seine besten Angriffsmöglichkeiten. Das geht aus einer Statistik über Todesfälle an Dickdarmkrebs in England hervor.

Quelle: Are Waerland, "Der Schlüssel zur Gesundheit liegt im Darm", Humata Verlag, Bern

Fäulnis- statt mit Gärungsbazillen gefüllt, ist er ganz außer Funktion gesetzt, seine Muskulatur lahmgelegt. Auch sind seine Schleimhäute entzündet und von den giftigen Ausscheidungen der Verwesungsbazillen zerfressen. Das sicherste Zeichen hierfür ist gerade die sogenannte „Blinddarmentzündung“, welche den wurmähnlichen Anhang, Appendix, so schwer trifft.

Der nächste Stagnationspunkt ist die Leberecke, „Flexurum Hepaticum“, wo der Dickdarminhalt auf Grund desselben schicksalsschweren Lahmlegungsprozesses wiederum zurückbehalten wird und es schwer hat, vom aufsteigenden Dickdarm (Colon ascendens) zum quergehenden Colon Transversum zu gelangen.

Diese beiden Punkte: **Leberecke und Milzecke, sind deshalb ähnliche Stagnationspunkte, wo Entzündungen entstehen,** mit zerfressenen Schleimhäuten, Geschwüren und Krebs als Folge.

Das größte Elend bei den zivilisierten Menschen begegnet uns aber immer im überfüllten, abwärtsgehenden Dickdarm, dem Colon Descendens, und in dessen gewaltsam ausgedehnten untersten Teil, dem sogenannten „römischen S“, Sigmoideum genannt. Dieses Organ ist bei den meisten zivilisierten Menschen, die von der gewöhnlichen gemischten Kost leben, schwer erkrankt.

Den dankbarsten Angriffspunkt für Dickdarmkrebs finden wir aber im Mastdarm, Rectum. Hier war die höchste Zahl der Todesfälle.

Die Schulmedizin ist ständig auf der Suche nach den Faktoren im menschlichen Dasein, welche die Entstehung des Krebses hervorrufen könnten, **hat aber die den ganzen Körper vergiftende Verstopfung** und deren wirklichen Herd und Entstehungsplatz, Dickdarm und Mastdarm, lange übersehen.

Auch im Haushalt der Natur besorgen Mikroorganismen die Umwandlung abgefallener Blätter und zellulosereicher Gewebe. Ständig suchen Mikroorganismen die Fäulnisbazillen in Schach zu halten. Gelangen jedoch Fleisch, Fisch oder Ei, in denen es von Fäulnisbazillen wimmelt, in den Darmkanal, bilden sie bald die Oberhand über die zellulosezersetzenden Bazillen, die immer mehr verdrängt werden, so dass bei einem fleischessenden Erwachsenen die Dickdarmflora in **der Regel zu 85 Prozent aus Fäulnisbazillen und höchstens 15 Prozent aus zellulosezersetzenden Mikroorganismen besteht**, oft auch nur noch aus 3 - 5 Prozent.

Die Folgen der gestörten Darmverhältnisse können sich bis in jede einzelne Zelle hinein auswirken. Vor allem das Immunsystem, das Hormonsystem und das Nervensystem können geschädigt werden.

Früher glaubte man, dass der Dickdarm nur ein Entleerungsorgan sei. Sein voluminöser und kräftiger Bau beweist aber, dass gerade das Gegenteil der Fall ist. Jetzt weiß man, dass er eine besonders wichtige Aufgabe als Verdauungsorgan hat, in dem die zellulosereichen Teile der Nahrung einer gründlichen Behandlung unterzogen werden können.

Es gibt Darmbakterien, die imstande sind, nicht essentielle Aminosäuren durch den Einbau von Schwefel in essentielle umzuwandeln, das heißt aufzuwerten. Andere Darmbakterien bilden im Darm schon Substanzen der Vitamin B-Gruppe. Die Vitamine brauchen dann nicht unbedingt mit der Nahrung zugeführt werden. (Durch einen Mangel an B-Vitaminen können Verwirrtheit, Reizbarkeit, Depressionen, Schlafstörungen und Gedächtnisverlust auftreten.) Die Darmbakterien schließen die Nahrung auf und besorgen die fermentative Aufspaltung schwer verdaulicher Kohlenhydrate und Eiweiße. Sie verhindern die Überwucherung pathogener Bakterien und bauen vielerlei Gifte ab, welche etwa die Leber nicht mehr bewältigen kann.

70 - 80 Prozent aller Abwehrzellen des Immunsystems liegen in der Darmwand. Um ihre Abwehrleistung gegen Erreger erbringen zu können, brauchen sie den Kontakt mit gesunden Darmbakterien.

Der Dickdarm kann der Schlüssel zur Gesundheit oder auch Wurzel und Anfang der meisten Krankheiten sein. Richtig behandelt ist er der beste Freund des Menschen und der sicherste Schutz gegen Krankheiten. Wenn er aber vernachlässigt und verachtet wird, **kann er sich in den größten Feind verwandeln, ja symbolisch ausgedrückt, zur Schlange werden,** die der Mensch in seinem Innern mit sich trägt, die an seinem Lebensfaden nagt und seine Gesundheit unterminiert.

Vor mehr als 150 Jahren hat einer der größten Dichter Frankreichs, Victor Hugo, auf der Suche nach der Ursache seiner körperliche Leiden, folgende Erkenntnis gewonnen: „Wir haben in uns eine Schlange, die unseren Körper vergiftet und unsere Gesundheit unterminiert. Diese Schlange ist unser Dickdarm.“ Seine Äußerung erklärte er in folgender Weise:

„Die Schlange, der schlimmste Feind des Menschen seit undenklichen Zeiten, **ist nicht außerhalb des Menschen, sondern in seinem Innern.** Er trägt sie in sich, im kranken, misshandelten Dickdarm. Als solcher ist er eine schwere Last. Er stört das Gleichgewicht zwischen Seele und Körper. Er macht Geschichte und füllt ihre Blätter mit Krankheiten, Leiden und Übeln. Er ist die Mutter aller Laster. Er ist der König aller Krankheiten.“

Ionisierende Strahlentherapie und Krebs

Bei der heutigen konventionellen Krebstherapie werden in der Regel „drei Säulen“ eingesetzt: Strahlentherapie, Operation und Chemotherapie. Die Strahlentherapie wird in allopathischen Dosen angewandt, d.h. sie zielt auf Vernichtung der Zellen hin. **Den kranken Zellen soll nicht geholfen werden, sondern sie sollen zerstört werden.** Aber auch gesunde Zellen sind wegen der Abschirmschwierigkeiten oft strahlengefährdet.

Die schädigenden ionisierenden Strahlen veranlassen, nach Dr. med. Johannes Kuhl, den um Gesundheit ringenden Körper, noch mehr Milchsäure zu bilden und erhöhen so das Quantum der schon toxischen Menge noch weiter. Auf diese Weise wird das milchsauer vergiftete Terrain, das den Tumor überhaupt entstehen ließ, vergrößert. Erreichte man mit normalen Geräten Bestrahlungstiefen von 2 bis 3 Zentimetern, so baute man größere Geräte, um 6 bis 7 Zentimeter tief in den Körper des Kranken eindringen zu können. Es ist aber unmöglich, das noch gesunde Gewebe haarscharf von krankem Gewebe abzugrenzen.

Nach dem Radiologen Prof. H. Holthusen, Hamburg, ist jede noch so geringe Röntgenstrahlung schädlich und es gibt keinen Unterschied in der Wirkung zwischen Röntgen- und radioaktiven Strahlen.

Hier handelt es sich um ionisierende Strahlen, die so viel Energie besitzen, um die Moleküle der Stoffe, die sie durchdringen, unter Bildung elektrisch geladener Teilchen oder Ionen zu spalten. Durch den Vorgang der Ionisierung wird das innere Gefüge des betreffenden Atoms oder Moleküls gestört.

Die Wirkung ionisierender Strahlung auf lebende Zellen ist einem Hagel kleinster Geschosse vergleichbar, die dort, wo sie auftreffen, Moleküle und biologische Strukturen zerstören.

Ionisierende Strahlung verändert den Chemismus der Zelle.

Jede primäre Energieabsorption führt zur Störung des physikochemischen Gleichgewichtes und des Stoffwechsels einer Zelle und löst eine komplizierte, biochemische Reaktionskette aus. Es kommt zu gestaltlichen und funktionellen Änderungen des Zellgewebes und auf dem Weg über die Schädigung einer Gewebeart dann zu Organschäden und dadurch zu Schädigungen des Organismus.

Würden die Bestrahler empfinden, was die um ihr Leben ringenden Zellen durch ihre „Behandlung" zusätzlich leiden, sie würden ihr Handeln, Therapie genannt, sofort einstellen. Es ist eine Frage, inwieweit eine solche „Therapie" das Krebswachstum noch fördert.

Prof. Witte aus Göppingen war überzeugt: „Es gibt keine wirkliche Toleranzdosis für Röntgenlicht, auch die kleinste überhaupt darstellbare Dosis, nämlich das Einzelphoton, ist derartig energiereich, dass es eine große Zahl organischer Moleküle, also auch Bausteine des lebenden Körpers, zu zerstören vermag."

Aus den aufgeführten Tatsachen dürfte es klar sein, dass die massive ionisierende Strahlenbehandlung keine Heilmethode ist, zumal die ionisierende Strahlung auch mit kleinsten Dosen, das in den Zellorganellen (Mitochondrien) verankerte Zellatmungssystem entweder blockiert, schädigt oder gar zerstören kann.

Die Krebskrankheit sollte nicht, wie es heute oft noch geschieht, als ein rein örtliches Leiden aufgefasst werden, bei dem nur die Operation, die ionisierende Strahlentherapie und die Chemotherapie als Krebsheilmethode empfohlen und in Anwendung gebracht wird.

Folgen der Chemotherapie und der Zytostatika

Die Chemotherapie hat in der Krebsbehandlung den breitesten Anwendungsbereich; aber welcher Patient weiß zu Beginn seiner Behandlung, was Chemotherapie überhaupt ist?

Seit rund 60 Jahren werden in der Chemotherapie sogenannte Zytostatika eingesetzt. Es sind sogenannte „Zellstopper". Das Wort „cyto" kommt aus dem Griechischen und bedeutet „Zelle" und „statik" bedeutet „anhalten". Man spricht deshalb von einer zytostatischen Therapie, die direkt in den Stoffwechsel der Zellen eingreift.

Ursprünglich stammten viele der verwendeten Substanzen aus Heilkräutern. Da die Wirkstoffe der verschiedenen Pflanzen schwanken, begann man die gleichen Wirkstoffe synthetisch herzustellen.

Es sind Stoffe, die das Zellwachstum bzw. die Zellteilung hemmen sollen. Die Teilung der Zellen wird auf unterschiedliche Weise blockiert, wodurch diese absterben. Leider trifft die chemotherapeutische Behandlung neben Tumorzellen vor allem auch das Immunsystem, den wichtigsten und natürlichen Gegner des Krebses.

Es mögen wohl eine große Anzahl von Krebszellen vernichtet werden, aber gleichzeitig werden dadurch auch die übrigen Abwehrkräfte geschwächt und zum Teil belastend und hemmend wird in die Funktionsfähigkeit vitaler Organe eingegriffen.

Zytostatika werden häufig untereinander kombiniert eingesetzt, in der Hoffnung, die Tumorzellen auf mehreren Ebenen gleichzeitig zu schädigen. Das Versagen der Chemotherapie bei vielen Krebsformen beruht darauf, dass sie nur diejenigen Zellen schädigt, die sich in der Teilung befinden. Ruhende Zellen werden davon nicht beeinflusst. So bleiben bei jedem Chemotherapiezyklus einige Tumorzellen übrig, die Resistenzen gegen Chemotherapeutika entwickeln könnten und dann besonders aggressiv weiterwachsen.

Eine Chemotherapie läuft in der Regel in Zyklen ab. Das bedeutet, dass die Gesamtbehandlung in bestimmten zeitlichen Abständen aufeinander folgt.

Es gibt verschiedene Möglichkeiten, die zur Chemotherapie vorgesehenen Medikamente zu verabreichen: Intravenös, als Infusion über eine Vene, oral, in Tablettenform oder subkutan, ähnlich einer Insulinspritze unter die Haut. Oft werden unterschiedlich wirkende Zytostatika miteinander kombiniert und kurz hintereinander verabreicht.

Eigentlich müsste gleichzeitig mit der Anwendung einer Chemotherapie auch das Immunsystem gestärkt werden. Doch die Patienten fühlen sich oft schwach, krank und leiden an Übelkeit, Erbrechen, Lungenschädigung, Leberschädigung, Nervenschädigung der peripheren Nerven, Nierenschädigung, Innenohrschädigung, Hautschädigung, Herzschädigung, Appetitlosigkeit Glatzenbildung durch Haarausfall und seelische Belastungen.

Es wurden Erfahrungen gemacht, dass zuweilen Patienten ohne Zytostatika länger leben als solche, die diese Behandlung bekommen haben. Manche Zytostatika schädigen das Blutbildungssystem, insbesondere der weißen Blutkörperchen und der Thrombozyten (Blutplättchen) sowie den ganzen Immunapparat.

Normalerweise kann eine wahre Heilung wohl kaum darin zu sehen sein, dass das Immunsystem, also die Verteidigung des Körpers gegen Fremdeinwirkung, total blockiert wird. Natürlich ist die Chemotherapie nicht völlig wirkungslos.

Nach der Krebsforscherin Dr. Catherine Kousmine arbeiten Krebszellen wie eine „zweite Leber". Sie haben eine ähnlich große Entgiftungsleistung und vermehren sich nach der Chemotherapie wieder.

Tumor-Stammzellen können sich aus ihrem Zellverband lösen und auf die Wanderschaft gehen. Sie gelangen dabei in die Blut- oder Lymphbahn, werden mit dem Blut- oder Lymphstrom weiter transportiert und dringen von dort aus in andere Körpergewebe ein, wo sie sich ansiedeln und eventuelle Tochtergeschwülste des ursprünglichen Tumors - sogenannte Metastasen - bilden.

Eigentlich macht die Chemotherapie diese Schlüsselzellen im Tumorgeschehen, wie eine überstandene Infektion, sogar noch resistenter gegenüber nachfolgenden Therapien (auch naturheilkundlichen). So hat die Chemotherapie in vielen Fällen keinen dauerhaften Nutzen, aber eine ganze Reihe von Nebenwirkungen, die größtenteils durch die Schädigung der gesunden Zellen bedingt sind.

Professor Zabel, Leiter einer ganzheitsmedizinischen Krebsklinik in Berchtesgaden, äußerte sich zur Chemotherapie: „Diese wende ich im Rahmen der biologischen Behandlung unter keinen Umständen an. Man sollte diese Mittel meiden, wo immer man über die Möglichkeit biologischer Behandlung verfügt. Die Beweise gegen den Wert der Zytostatika sind erdrückend."

Konventionelle Verfahren, wie sie heute allgemein angewendet werden, wollen den Prozess der Erkrankung beeinflussen, während unkonventionelle Verfahren der Naturheilkunde den Prozess der Gesundung, insbesondere der inneren Heilkraft, begünstigen und fördern wollen.

Fasten und Krebs

Das Fasten ist ein Gesundbrunnen der Natur und eine uralte Gepflogenheit. Fasten bedeutet, fester Nahrung zu entsagen. Wenn wir fasten, leben wir sozusagen ohne Nahrung, bzw. leben wir von der Nahrung, die wir zuvor aufgenommen haben und die in unseren Geweben lagert.

Sobald der Körper keinen Nachschub mehr bekommt, **ordnet er sich ganz von selbst.** Der Stoffwechsel wird auf sich gestellt, da er keine Zufuhr von außen bekommt. Er muss die im Körper angesammelten Reservestoffe und die Stoffwechselschlacken, den inneren Müll, die Harnsäurerückstände, Fettansammlungen, Ausschwitzungen usw. verbrennen, ja, er greift minderwertige, im Absterben oder Zerfall befindliche Zellen der Gewebe und Organe an.

Dadurch führt das Fasten zu einer Reinigung des ganzen Körpers. Man hat die Fastenkur eine innere Operation ohne Messer genannt. Die Natur operiert viel feiner als der beste Chirurg, **denn sie schont das Gesunde und schafft das Kranke weg.**

Es ist möglich, dass während der Fastenkur Schweißausbrüche, Durchfall, Hautausschläge, Trübungen des Urins, übler Mundgeruch, belegte Zunge usw. als Heilkrisen auftreten. Bei echten Heilmaßnahmen gibt es Heilkrisen. Deshalb sollten, wenn möglich, Fastenkuren unter Aufsicht des Arztes durchgeführt werden

Beim Fasten gibt es jedoch eine empfindliche Klippe, die unbedingt beachtet werden muss. Nach längerem Fasten darf nicht plötzlich viel gegessen werden, das könnte zu sehr belasten. Die Zeit des Fastenbrechens ist genau so wichtig, wie das Fasten selber. Nach der Ruhezeit der Organe beginnt die Regeneration. Sobald das Fasten gebrochen ist, stellt sich der Hunger wieder ein. Dann muss man ihn streng im Zaum halten und erst allmählich zu fester Kost übergehen. Deshalb wäre nach dem Fasten eine gute Gelegenheit, die Essgewohnheiten neu zu überdenken und sich auf Vollwert-Nahrung umzustellen.

Der Freiburger Fastenarzt, Dr. Riedlin, war ein Lebensreformer mit einer 25-jährigen Fastenpraxis. Riedlin sah die Fastenkur „als die konzentrierteste Form der Naturheilkunde an. Sie nimmt in ihrem Heilmittelschatz etwa dieselbe Stelle ein, wie unter den Heilweisen der allopathischen Medizin die chirurgische Operation. **Ist Hunger der beste Koch, so ist Fasten der beste Arzt.** Das ganze Verfahren trägt das Siegel der Einfachheit **und ist auf dem Gebiet der Krankenbehandlung das Ei des Kolumbus.“**

Sehr bekannt geworden ist der österreichische Naturheilkundige **Rudolf Breuß,** durch seine **„42 Tage Saft-Fastenkur bei Leukämie und Krebs“,** mit der er sehr erfolgreich war.

Rudolf Breuß vertrat die Auffassung, **dass ein Krebsgeschwulst ein selbstständiges Gewächs ist und die Zellen nur durch Aushungerung mit der Saftkur aufgezehrt werden.** Normalerweise löst bei einer Fastenkur der Körper alles auf, was körperfremd ist, d.h. was nicht in den Körper hineingehört.

Bei dieser Kur darf 42 Tage nichts gegessen werden, sondern es dürfen nur Gemüsesäfte und die dazu gehörenden Tees zu sich genommen werden. Die Saftmischung besteht aus 3/5 Rote Bete, 1/5 gelbe Rüben, 1/5 Sellerieknollen; dazu noch ein wenig Rettich und eine hühnereigroße Kartoffel. Sämtliche Gemüse werden durch den Entsafter gepresst und nachträglich wird der Saft durch ein feines Teesieb oder Leinentuch gepresst. Dazu wird noch Nierentee, Salbeitee mit Johanniskraut, Pfefferminze und Melisse getrunken.

Bei Leberkrebs sollten noch Kohlblätter-Wickel gemacht werden.

Rudolf Breuß berichtete von sich: „Als ich nun mein Büchlein schweren Herzens geschrieben hatte, so lag es doch in meiner Absicht, den Kranken, hauptsächlich den scheinbar Unheilbaren, zu helfen, ferner den Krankenkassen und dem Staat zu dienen. Die Staaten erhalten nur von denen Lohnsteuer, die arbeitsfähig sind.

Es war mir aber auch klar, dass, wenn man so Viele von ihren jahrelangen Qualen erlöst und es dadurch weniger Operationen gibt, viele Operateure dadurch weniger zu tun haben und deshalb nicht mit mir zufrieden sind. So ist es auch mit jeder Erfindung, durch die Viele einen Nutzen haben, einige Wenige aber Schaden erleiden.

1943 wurde ich angezeigt, weil ich einem dreijährigen Kind das Leben gerettet hatte. Es hatte Lungenzerfall und links außerhalb der Lungenschlagader einen Abszess. Man hatte in Abständen 14 Röntgenaufnahmen gemacht und hatte diese tausendfach vervielfältigt und im ganzen deutschen Reich an namhafte Ärzte, Kliniken usw. verschickt mit der Anfrage, ob diesem Kind doch noch zu helfen wäre. Über 200 gaben eine Antwort, dass Lungenzerfall noch nie geheilt wurde und das Kind verloren wäre. Die Mutter des Kindes wurde aber auf mich aufmerksam gemacht. Als ich das Kind sah, das nur noch ein Skelett war, übernahm ich den Fall. Den Lungenzerfall hatte ich mit Zwiebeltee nach 4 Tagen geheilt und den Abszess in 3 Wochen.

Es haben sich schon viele von mir geheilte Kranke an Frau Dr. Scheel gewandt, ihr ein Büchlein von mir geschickt, mit der Absicht, auf diese Weise - durch die Krebshilfe den Krebskranken zu helfen. **Sie wurden aber alle sehr enttäuscht, als sie eine richtige Abfuhr von der Deutschen Krebshilfe erhielten.**

Dazu kann ich nur sagen, dass durch meine Krebskur total etwa zwanzigtausend Krebskranke innerhalb 30 Jahren wieder gesund wurden. Was wäre mit mir geschehen, wenn nur ein

Patient durch mein Verschulden in den 40 Jahren gestorben wäre? Die Ärzte haben einen Eid abgelegt, das Leben so lange zu erhalten, so lange es geht. Nun frage ich, sagt der Eid, dass man sichtliche Erfolge bei der Krebsbehandlung bekämpfen soll? Bis heute fühle ich mich immer verpflichtet, alles was ich entdeckte, beobachtete und ausprobierte (auch die Erfolge) weiter zu vermitteln. **In der Heilkunde sollte es überhaupt kein Geheimnis geben.**"(Soweit Rudolf Breuß).

Die Schulmedizin behauptet, dass es bei dieser Kur zu einer Mangelernährung komme. Dies könnte durch einen Mangel an Faserstoffen, die für die Entgiftung des Körpers sehr wichtig sind, sein. Doch mit Zugaben von „Fermenta-Food", also gekeimtem und fermentiertem Getreide und Pflanzenstoffen könnte ein positives Ergebnis möglich sein. Außerdem sollte, nach Dr. Kuhl, jeden Tag noch zusätzlich rechtsdrehende Milchsäure genommen werden. Das Fermenta-Food könnte in Bioghurt oder in Schwedenmilch zu sich genommen werden.

Fasten ist und bleibt die wertvollste Bahandlungsart, Krankheiten zu überwinden. Es gibt nichts Tiefgreifenderes und nichts Heilenderes, als die freiwillige Enthaltung der Nahrung und des Wirkenlassens der inneren Heilkraft, die jeder Mensch in sich trägt. Deshalb vertrat Rudolf Breuß die Ansicht: **„Die Krebsgeschwulst muss während der Fastenkur im Körper selbst aufgezehrt werden."**

Beim Fasten scheidet der Körper all das aus, was nicht in den Körper hinein gehört und er trennt in der Tat alles Krankhafte vom Gesunden, solange der Körper noch über die inneren Kraftreserven verfügt und der Kranke den starken Glauben an die in ihm vorhandene göttliche Heilkraft besitzt.

Auch das Fasten braucht eine seelisch-geistige Seite. Gerade der Glaube ist auch ein universelles Heilungsprinzip.

Krebshemmende Ernährung

Viele Krebspatienten und auch Menschen, die Krebs vermeiden wollen, suchen nach geeigneten Möglichkeiten, selbst aktiv ihren Gesundheitszustand zu verbessern. Wenn namhafte Ärzte die Auffassung vertreten, dass zwei Drittel der Krebserkrankungen auf das Konto der Ernährung gehen, dann ist es doch zwingend notwendig, eine bewusste Wahl der Ernährung zu treffen, die nicht die Krebsentwicklung oder Krebsentstehung begünstigt oder fördert.

In den vergangenen Jahren wurde eine Vielzahl von Diäten empfohlen, die aber mehr Verwirrung oder Enttäuschungen auslösten. Eine bedarfsgerechte Ernährung sollte sich nicht nach den Krebssymptomen, **sondern nach den Krebsursachen ausrichten** und dadurch **eine Voraussetzung für eine Besserung und Genesung schaffen.**

Natürlich ist Krebs eine multikausale Erkrankung des ganzen Menschen, aber durch eine konsequente Disziplin kann jeder persönlich auch dazu beitragen, dass die Stoffwechselentgleisung langsam abnehmen und das Allgemeinbefinden sich verbessern kann. Jedenfalls sollte diese Ernährung reichlich Fermente, Enzyme, Spurenelemente sowie Vitamine mit sekundären Pflanzenstoffen enthalten. Unser Körper benötigt etwa 50 verschiedene Nährstoffe.

Eine Nahrung ist, nach Dr. med. Kuhl, auf die Dauer nur dann gesund, wenn sie ein Kalorienspender, ein Vitalstoffträger und ein Wasserstoffionenregulator durch rechtsdrehende Milchsäure zugleich ist.

Eine vollwertige Ernährung hat weniger mit Verzicht als vielmehr mit Verstand und Fantasie zu tun. **Viele wichtige Stoffe werden schon ab 40 bis 50 Grad Celsius zerstört.** Prof. Werner Kollath ermahnte: „Lasst die Nahrung so natürlich wie möglich.“

Top Lebensmittel gegen Krebs

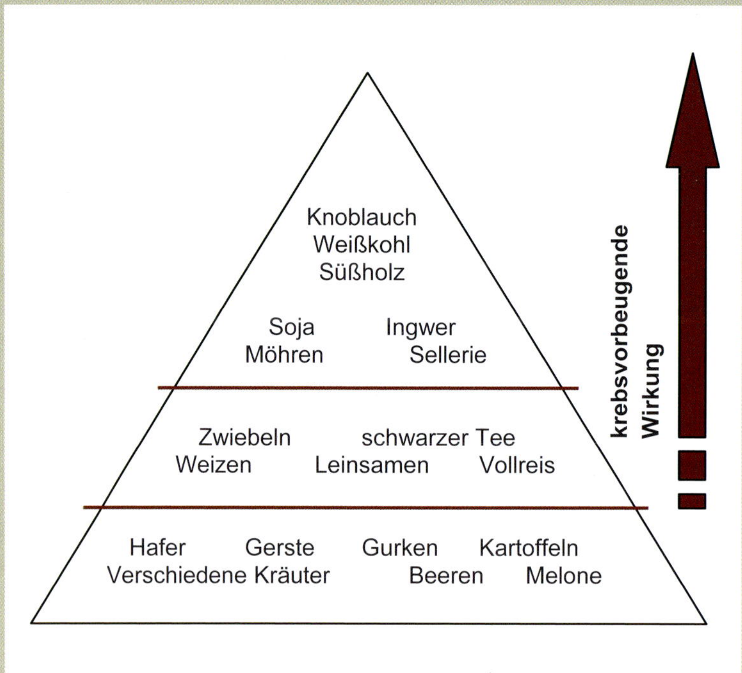

Quelle: DGE-Tagung Sekundäre Pflanzenstoffe, Karlsruhe

Im Kampf gegen Krebs bekommen **sekundäre Pflanzenstoffe** (SPS) immer mehr Bedeutung. Das National Cancer Institute in den USA hat eine Rangliste der Lebensmittel nach ihrer krebsvorbeugenden Wirkung aufgestellt.

Bei bestimmten sekundären Pflanzenstoffen konnte man sogar zeigen, dass sie den Zellabbau noch stärker fördern, als ein Krebsmedikament.

Etwa 80 Prozent der Gesamtnahrung sollte aus Gemüse, Früchten und Obst bestehen, möglichst aus biologischem Anbau. Gerade die krebshemmende Wirkung vieler sekundärer Pflanzenstoffe können wir jeden Tag in unserer Nahrung berücksichtigen.

Als eine ganz kleine Anregung hier einige wenige Beispiele:

Pektine und Quercetin, enthalten z.B. in Äpfeln. Das Pektin bindet im Darm Karzinogene und transportiert sie ab. **Quercetin** ist ein Antihistamin und wichtiges Antioxidans. **Lycopin** in Tomaten ist auch ein starker Radikalfänger. **Carotinoide** sind Farbstoffe in gelb-orangen und grünblättrigen Gemüsen wie Möhren, Kürbis, Brokkoli, Spinat usw. und sind auch erstklassige Antioxidantien. **Anthocyane** sind in roten Trauben, Himbeeren, Erdbeeren, Brombeeren und Rote Bete enthalten und haben Ellagsäure mit krebshemmender Eigenschaft. Inhaltsstoffe der Roten Bete können einen entgleisten Stoffwechsel günstig beeinflussen. **Sulfide** sind schwefelhaltige Substanzen in Knoblauch (Allicin), Zwiebel, Schnittlauch, Porree und wirken tumorprotectiv. Allicin ist toxisch und tötet nicht nur Krebszellen, sondern auch Zellen von krankheitserregenden Mikroben. Die Substanz baut sich aber schnell ab und verschont daher gesunde Körperzellen. **Phytoöstrogene** sind in Sojabohnen, Getreide, Kohlgemüse und Leinsamen und wirken präventiv bei hormonabhängigen Krebsarten. **Cruciferen** (Kreuzblütler) wie Raps, Kohl, Kresse, Kapuzinerkresse, Meerrettich, Radieschen, Rettich, Senf und auch verschiedene Rübenarten gelten als Anti-Krebs-Gemüse. Die wichtigsten Inhaltsstoffe des Kohls sind Glucosinolate. Cruciferen-Gemüse sollten möglichst roh oder leicht gedünstet verzehrt werden, da insbesondere die Indole sehr hitzeempfindlich sind. **Hefeprodukte** enthalten den gesamten Vitamin-B-Komplex, leicht verdauliches Eiweiß, Magnesium sowie Spurenelemente, Selen und Zink.

Empfohlen wird krebshemmende Gemüsekost, Pellkartoffeln,

Waerland-Frischkostmahlzeit

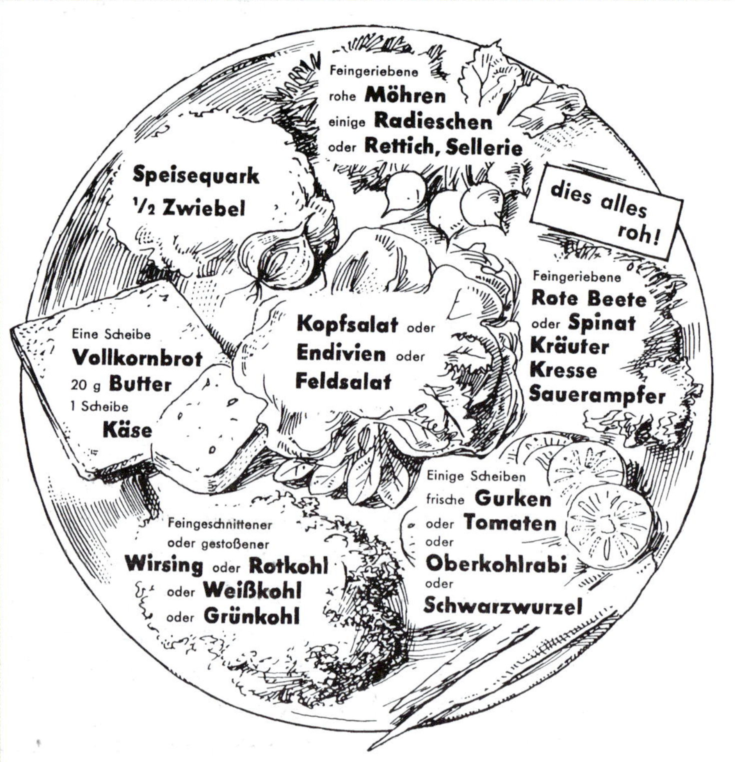

Quelle: F. A. Hepp, Frankfurt

Auf einem flachen Teller eine **Rohgemüse** Zusammenstellung je nach Jahreszeit und dazu:

- einen Becher Sauermilch
- Öl
- ein kleines Glas frischen Möhrensaft
- vier bis fünf gekochte Pellkartoffeln in der Schale

Getreidekeimlinge, ferner Hirse, Buchweizen, Vollreis und zusätzlich zur Nahrung Genuss von Milchsäuregärungsprodukten: Sauerkrautpresssaft, rohes Sauerkraut, evtl. als Salat (sollte nicht abgewaschen werden), Joghurt oder Kefirmilch, Sauermilch, Schwedenmilch, Buttermilch, Quark, Salzgurken und Vollkornbrot mit Sauerteig.

Die Rohkost sollte vor der gekochten Nahrung gegessen werden. Gemüse nur leicht dünsten, nicht kochen.

Krebskranke sollten wegen der Riesengefahr der Übersäuerung Fleisch und Wurst wirklich meiden, auch Fleischbrühe gehört dazu, ebenso Fisch, Ei und fetter Käse. Es wurden ja bereits in einem gesonderten Kapitel die negativen Folgen der Fleischnahrung ausführlich beschrieben. Das Histaminproblem, das zweiwertige Eisenproblem, die Purinstoffe, die Arachidonsäure, die Gefahr der Wuchs- und Fäulnisstoffe und auch **die Phosphatfrage als eine der Hauptursachen für Krebs.**

Folgende Speisen am besten gänzlich aus dem Speiseplan streichen: Geräuchertes, Gepökeltes, Würste, Speck, Schinken, Rauchfleisch, Fleisch- und Fischkonserven.

Da der Rohstoff für linksdrehende, negative Milchsäure meist die isolierten Kohlenhydrate sind, ist dringend eine Einschränkung folgender Kohlenhydrate gefordert:

Zucker, Fruchtgelee, Kuchen, Mehlspeisen, Nudeln, Pudding, weiße Brötchen, Weißbrot, Zwieback usw.

Als absolutes Gift für Krebskranke muss der weiße Zucker und alle zuckerhaltigen Stoffe gelten. Die Tumorzellen leben von Glukose und vom Baustoff Eiweiß.

Nach Dr. Dr. P. G. Seeger, Berlin, „können Ratten durch eine einseitige Zuckerfütterung krebskrank gemacht werden. Das denaturierte Produkt führt zu einem Mangel an lebenswichtigen Stoffen in den Zellen, wodurch die Zellatmung geschädigt wird und die Zellgärung bis zur krankhaften, ja giftigen Milchsäurebildung gesteigert werden kann. In Krebszellen wird die schon geschädigte Zellatmung durch Zuckerzufuhr noch weiter geschädigt."

60 bis 80 Gramm Eiweiß pro Tag oder höchstens 2 Gramm pro Körpergewicht sind ausreichend, vornehmlich aus Sauermilch, Quark, Bioghurt, fettarmem Käse und Sojaprodukten. (Genuss von Vollmilch weitestgehend meiden.)

Nicht zu vergessen: das beste Eiweiß befindet sich im grünen Blatt. Beim Braten werden durch Erhitzen Fette und Öle zu Krebserregern.

Eine gesunde Zukunft kann durch eine abwechslungsreiche, fett- und zuckerarme Vollwerternährung, geringem Alkoholkonsum, Verzicht auf Rauchen und bei regelmäßiger körperlicher Bewegung und einer positiven Lebenseinstellung möglich werden. Allerdings sollte auf eine ausreichende Flüssigkeitszufuhr geachtet werden, wie es bereits schon besprochen wurde, denn eine Dehydrierung hat für den ganzen Stoffwechsel und die Körperfunktionen sehr negative Folgen.

Ein gesunder Körper kann bei einem normalen Basenvorrat einen Säure-Überschuss „abpuffern", er kann also selbst das Gleichgewicht regulieren. Sind die Reserven aber erschöpft, kommt es zur Übersäuerung.

Nicht durch Entfernung des Symptoms „Geschwulst" gesundet der Krebskranke, sondern **durch die Regulierung des aus dem Gleichgewicht geratenen kranken Stoffwechsels.**

Weitere Ernährungsvorschläge

Bitte nehmen sie die Vorschläge als willkommene Anregung zur Neugestaltung Ihres Speiseplans. Natürlich **ist die Ernährung von großer Bedeutung für unsere Zellatmung und für unseren Stoffwechsel.** Auf den Seiten 77 bis 97 wurden bereits die Hauptprobleme, die sich aus einer unbewussten und denaturierten Nahrung ergeben, besprochen.

Bei jedem Krebspatienten führt der Organismus einen Abwehrkampf gegen weiteres Tumorwachstum. Hierfür leistet eine gesunde, vollwertige, lacto-vegetabile Ernährung durch ihre nachweislich immunstimulierende Wirkung einen wichtigen Beitrag. **Die Leber als Zentralorgan des Stoffwechsels ist voll beschäftigt mit der Entgiftung** von Stoffen, die beim Zerfall der Tumorzellen freigesetzt werden. Eine zusätzliche Belastung der Leber durch Fremdstoffe in der Nahrung sowie durch Überernährung, insbesonders durch die heute übliche fett- und eiweißreiche Kost, ist deshalb zu meiden.

Wir benötigen Fette, insbesondere die ungesättigten, die auf kaltem Wege hergestellt werden. Dr. Johanna Budwig suchte **den Krebs auch im Zusammenhang mit dem Fettproblem** zu ergründen. Sie war der Meinung, dass schlechte Fette im Organismus lebensgefährliche Gifte bilden können. Sie selbst hat ein spezielles Diätprogramm entwickelt.

Ferner ist wichtig, dass nicht zu heiß, nicht zu kalt, noch zu schnell gegessen wird. Gut kauen und einspeicheln der Speisen ist von größter Wichtigkeit.

Neue Möglichkeiten bietet das schon mehrmals erwähnte Fermenta-Food-Verfahren für eine wahre, wirkungsvolle, krebshemmende Ernährungsweise, Krebsvorsorge und Krebsprävention. Dieses Verfahren stellt wertvolle, milchsauer vergorene Lebensmittel wie Urgetreide, Buchweizen, Lupine, Topinambur, Traubenkerne, Blütenpollen, Sanddorn usw. durch einen biologischen Fermentationsprozess in isopatischer Form zur Verfügung.

Weil sie nicht erhitzt werden, behalten fermentierte Lebensmittel ihren vollen Vitamin- und Vitalstoffgehalt, Ballaststoffe und Proteine werden durch die Tätigkeit der Milchsäurebakterien kaum verändert.

Zwar gibt es zu Beginn des Gärprozesses einen kurzzeitigen Stoffabbau, doch bilden sich unter Einfluss der Milchsäurebakterien bald neue Substanzen wie Acetylcholin, verschiedene Enzyme, Vitamin C sowie in geringen Mengen Vitamin B_2. Deshalb ist Milchsaures auch für strenge Vegetarier (Veganer) interessant. Wichtig ist es, für die Zufuhr lebenswichtiger Vitalstoffe zu sorgen, die zu einer funktionstüchtigen Zellatmung benötigt werden.

Bereits 1907 wurde Dr. Ilja Metschnikoff für seine wissenschaftlichen Arbeiten (Prolongation of Life, Optimistic Studies), in denen er sich u.a. mit der Nützlichkeit der Milchsäurebakterien beschäftigt, der Nobelpreis verliehen.

Das Fermenta-Food-Verfahren könnte auch mit der Herstellung von Sauerkraut verglichen werden, welches nach einigen Wochen durch eine anaerobe Vergärung (ohne Sauerstoff) durch Milchsäurebakterien eine Vielzahl an Mineralstoffen, Spurenelementen und Vitaminen (C, B_6 und B_{12}) produzieren kann. Diese Milchsäurebakterien können im Darm ansiedeln und **die Darmflora günstig beeinflussen** sowie das Immunsystem stärken und das Zellwachstum stimulieren. Die Wissenschaft spricht auch von einem „Nährmehrwert-Effekt“, wenn Nahrungsmittel vor der Aufnahme durch eine natürliche Fermentation aufgeschlossen wurden.

Das Fermenta-Food-Verfahren ist also ein natürlicher, mikrobiologischer Prozess, bei dem z.B. Milchsäurebakterien einen Getreide-Rohstoff aufschließen, d.h. er wird vorverdaut und ist deshalb für den Verzehr bekömmlicher und kann vom Körper leichter aufgeschlossen bzw. besser verstoffwechselt werden. Außerdem stellt dieser Prozess eine Vielzahl von Vitaminen, Mineralien, sekundären Pflanzenstoffen, Enzymen, auch als wichtige Antioxidantien, unserem Organismus in körpergerechter Form zur Verfügung.

Insbesondere fermentierte Braunhirse ist eine Schatzkammer an Mineralien, mit dem **Wunder der Kieselsäure.**

Der Chemie-Nobelpreisträger des Jahres 1939, Professor Adolf Butenandt, hat schon vor Jahrzehnten darauf hingewiesen, **dass das Leben in der uns bekannten Form ohne Silizium (Kieselsäure) undenkbar wäre.** Silizium spielte bereits bei der Entwicklung der einfachsten Lebensformen aus dem Urmeer eine entscheidende Rolle. Mensch, Tier und Pflanze benötigen ständig Kieselsäure, die eine wasserhaltige Verbindung von Siliziumdioxid ist.

Auch im menschlichen Körper ist die Kieselsäure ein unentbehrliches Ordnungselement. Die Kieselsäure, zusammen mit Kalk, hat in erster Linie Stützfunktionen; dabei gibt die Kieselsäure vor allem die Elastizität, die Geschmeidigkeit; der Kalk gibt die grobmaterielle Festigkeit. Außerdem aktiviert die Kieselsäure die körpereigene Abwehrkraft.

Sie fördert die Bildung der Phagozyten (Fresszellen), eine Art Gesundheitszellen im Blut und im Lymphsystem, die Viren und Bakterien vernichten sowie die Bildung der Lymphozyten (eine besondere Art von weißen Blutkörperchen). Die beiden Zellarten sind Träger des körpereigenen Abwehrsystems und machen uns bei guter Funktion weniger anfällig für Infektions- und Umweltgifte.

Die Kieselsäure kommt besonders häufig in den Lymphknoten vor und beeinflusst nachhaltig Funktionen des Lymphsystems, **das vor allem für die Körperabwehr wichtig ist.**

Durch Kieselsäure wird die Zahl der Abwehrzellen (Lymphozyten, Phagozyten) deutlich erhöht und die Funktionsfähigkeit des gesamten Lymphsystems verbessert. Kieselsäure befindet sich in Hafer, Hirse, Gerste, Kartoffeln, Weizenkorn, Mais, Kohlsalat, Sonnenblumen, Petersilie, Meerrettich, Blumenkohl, Kümmel, Spinat, Sellerie, Erbsen, Paprika, Grünkohl, Erdbeeren, Trauben, Johannisbeeren, Birnen, Aprikosen, Äpfeln usw.

Mit das größte Vorkommen haben wir sowohl in der Goldhirse als auch in der Braunhirse, gemahlen oder fermentiert. Sie sind eine Kieselsäurequelle von unschätzbarem Wert. Hirse kann z.B. in ein Frühstücksmüsli mit Sauermilch (Schwedenmilch) oder Naturjoghurt zugegeben werden und auf diese Weise kann eine Stärkung des Immunsystems erfolgen. Dies kann auch noch wesentlich unterstützt werden mit Kalzium-Magnesium im Verhältnis 2:1 (z.B. Original Dolpes - Dolomit-S oder Makal).

Dr. med Johannes Kuhl war der Auffassung: **„Esst Milchsäuregärungsprodukte, und ihr braucht keinen Krebs- oder Tumortod in Zukunft zu fürchten.**

Die rechtsdrehende Milchsäure reguliert das Säure-Basen-Gleichgewicht. Indem sie als Basenspender agiert, ist sie in der Lage, die Anzahl der Säuren in unserem Körper zu verringern, unseren Basen-Haushalt auszugleichen und den Köper von Schlacken und Giften zu befreien.

Die Enzyme, die durch den Fermentationsprozess in der Ferment-Nahrung vorhanden sind, können unter Umständen auch schadhafte Zellen reparieren sowie auch pathogene, also krank machende Stoffe abbauen. Die Enzyme mit den darin aufgeschlossenen Mineralstoffen und Vitaminen bieten eine gute Möglichkeit, den gesamten Organismus zu stärken.

Auch die oft vorgebrachten Bedenken bei Getreideprodukten durch eine Bindung von Kalzium, Eisen und Magnesium durch Phytinsäure, fallen bei fermentiertem Getreide weg, da durch die Fermentierung durch das Enzym Phytase die Phytinsäure abgebaut wird.

In der täglichen Kost sind Rohkost und chlorophyllhaltige Produkte (Algen) zu bevorzugen. Nicht zu vergessen aber sind die hochungesättigten Pflanzenöle, insbesondere Linol- und Linolensäure, die für ein intaktes Zellatmungssystem sorgen.

Die Blaugrünen-AFA-Algen sind fähig, **die Thymusfunktion und damit unser Immunsystem zu stimulieren und zu aktivieren.** Sie können ebenso die Funktion zwischen den beiden Gehirnhälften sowie auch die persönliche Stimmung positiv beeinflussen. Sie sind auch kraftvolle Entgifter, insbesondere von Schwermetallen und **können zum Abbau von Strahlenbelastungen beitragen.** Außerdem haben sie entzündungshemmende Eigenschaften, wobei nicht nur die Symptome, sondern oft Allergien selbst beseitigt werden können.

Die AFA-Alge zählt dank ihrer Wirkung von 115 Mikronährstoffen ohne Zweifel zu den gehaltreichsten Nahrungsmitteln des Planeten und bietet eine alternative Lösung, die Selbstheilkräfte des Körpers anzuregen, zu fördern und zu aktivieren.

Jeder kann die wunderbare Wirkung des Chlorophylls in AFA-Algen, in reifen Früchten und Rohkost selbst erleben. Dies hat eine positive Wirkung auf Herz und Nerven und wirkt durch seinen hohen Basenwert regulierend auf das Säure-Basen-Gleichgewicht und heilend auf die Darmflora, die durch die säureüberschüssige Zivilisationskost heute meist ins Krankhafte verändert ist.

Chlorophyll schafft überhaupt erst die Voraussetzung für ein gesundes Blut und eine gesunde Lymphe. Immer wieder sollte es uns bewusst werden, **welch ein Wundermittel die Natur uns im Chlorophyll geschenkt hat.** Friedfertigkeit, Ruhe, und Harmonie werden gerade durch Chlorophyll gefördert.

Chlorophyll und Hämoglobin

CHLOROPHYLL

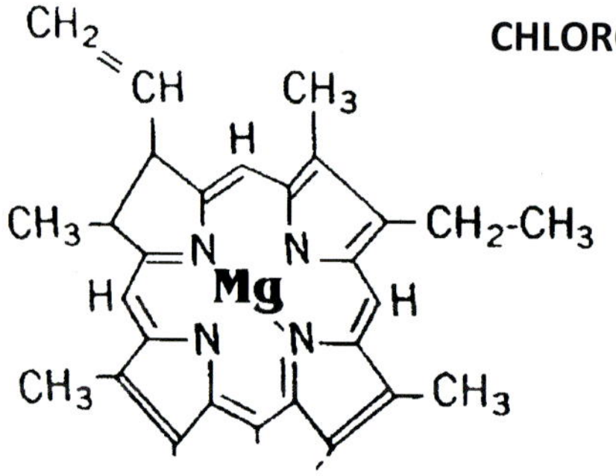

HÄMOGLOBIN

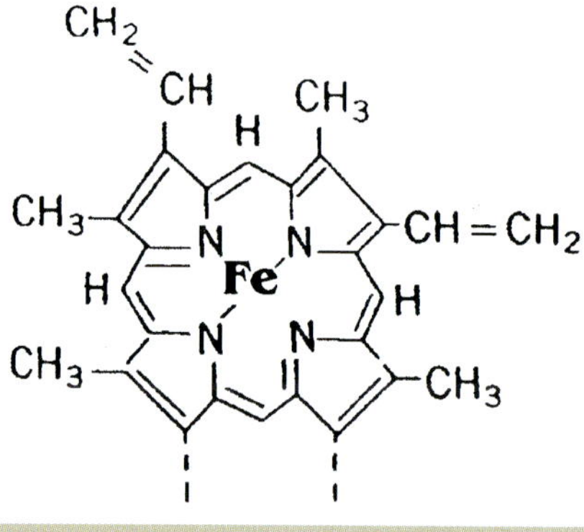

Chlorophyll ist mit dem Hämoglobin eng verwandt. Es unterstützt die Blutbildung.

Eisen im grünen Blatt und ein hoher Magnesiumgehalt ermöglichen die Bindung des Sauerstoffes an das Blut.

Chlorophyll hat Einfluss auf die Darmflora und auf die Milz, dient zur Anregung der Thymusfunktion, ist Energiespender für das Gehirn und ein natürliches Antiseptikum.

Chlorophyll ist in der Tat gespeicherte, gesundheitsfördernde Sonnen- und Heilkraft.

Auf der Seite 22 wurden die von Dr. Moermann erforschten acht wichtigen Stoffe für die Zellatmung beschrieben. **Sieben dieser Stoffe befinden sich bereits in den AFA-Algen. Nur die Zitronensäure ist nicht enthalten.**

Karl Przygodda erwähnt in seinem Buch „Die Krebsgefahr": „Vom Obst stehen an Wert für den Krebskranken obenan die **Zitrusarten,** also Zitrone, Apfelsine, Mandarine, Pampelmuse und wenig nach ihnen die Erdbeeren mit ihrem hohen Gehalt an Kalzium, Silizium und Natrium. Dann erst folgen Johannisbeeren, voll ausgereifte Stachelbeeren, Blaubeeren, Weintrauben, Pflaumen, Sauerkirschen und Äpfel."

Sehr wertvoll kann auch eine dreiwöchige Kur mit einem Auszug von 12 geschälten Knoblauchzehen, 2 geschnittenen, ungeschälten Naturzitronen sowie einer kleingeschnittenen Banane sein. Diese Zutaten mit 1/2 Liter Wasser aufsetzen und zum Kochen bringen; aber nur kurz aufwallen lassen! Dann abseien und in eine Flasche füllen; kalt aufbewahren. Das tägliche Gläschen morgens nüchtern, oder vor oder bzw. nach der Hauptmahlzeit trinken.

Nach 3 Wochen täglichen Genusses kann eine Regeneration des ganzen Körpers verspürt werden. Knoblauch liquidiert nicht nur Krebszellen, sondern er reinigt Adern und Herzkranzgefäße; Verkalkungen können aufgelöst und der Cholesterinspiegel kann gesenkt werden. Die Wirkungskräfte von Knoblauch und Zitrone kommen voll zur Geltung.

Der Heiltrank der Indianer

Die Indianer, von Kolumbus fälschlich so genannt, weil er glaubte, Indien entdeckt zu haben, sind die Ureinwohner von Nord- und Südamerika. Von Alaska bis Feuerland entwickelten die einzelnen Stämme der Indianer eine hohe soziale Ordnung und ein Leben im Einklang mit der Natur. Die Indianer sind sich der Bedeutung der Pflanzenwelt für die gesamte „Mutter Erde" bewusst.

Insbesondere der Indianerstamm der Ojibwa in der kanadischen Provinz Ontario hat eine ganz alte Tradition an tiefer Spiritualität und eine spezielle Medizin-Gemeinschaft der „Midewiwan". Midewiwan kann mit „gutherzig" oder „hochherzig" übersetzt werden.

Nach dem Glauben der Ojibwa besitzen die Pflanzen ein unstoffliches, geistiges Wesen; eine belebende Energie, die ihnen Wachstum und Heilkraft verleiht. Außerdem haben Pflanzen die Möglichkeit, sich mit anderen Pflanzen zu vereinen, um eine starke Heilkraft zu entwickeln. Diese Heilkraft ist wesentlich stärker als die Heilkraft der einzelnen Pflanze. Und gerade diese gemeinsame Heilkraft verleiht der Ojibwa-Medizin ihre besondere Wirkung.

Nach Auffassung der Ojibwa ist die Heilung ein Prozess der Reinigung von Körper und Seele. Die alten Ojibwa-Mediziner gaben z.B. den Frauen, die an Brustkrebs litten, ein heiliges Getränk, das sie wieder ins Gleichgewicht bringen sollte. Dieses Getränk enthielt: Kleiner Sauerampfer (Kieselsäure, Oxalsäure, Schutzfunktion gegen degenerative Krankheiten), Klettenwurzel (vitamin- und gerbstoffreich, gegen Bakterien und Pilze), Nordamerikanische Ulme (Schleimstoffe, Vitamine, Gerbsäure, wirkt reinigend) und Rhabarberwurzel (Bitterstoffe, Gerbstoffe, löst Energieblockaden).

Als 1922 die Krankenschwester René Caisse am kanadischen

Hospital in Hailerbury (Ontario) Pflegedienst tat, fiel ihr auf, dass eine Patientin, die vor mehr als 20 Jahren eine Brustoperation (Brustkrebs) hatte, ganz heil geworden war. Auf ihre Frage, was sie gemacht habe, vertraute sie ihr an, dass sie damals den Heiltrunk der Ojibwa längere Zeit genommen hatte und dadurch wieder gesund wurde. Inzwischen war sie 80 Jahre alt geworden.

René Caisse bekam von dieser Frau das Kräuter-Rezept und sie fasste den Entschluss, mit diesem Mittel Menschen in ihrer Not zu helfen und das Rezept als Geschenk zu hüten.

Als ihre Tante zwei Jahre später auch an Krebs erkrankte und bereits im letzten Stadium war, fragte die Krankenschwester den behandelnden Arzt um Erlaubnis, den Kräutertrank der Indianer bei ihr anzuwenden. Schon nach zwei Monaten ging es ihr besser und sie lebte danach noch 21 Jahre. Dieser Trank wurde dann nach ihrem Namen (rückwärts) „Essiac“ genannt.

Auch ihre Mutter, die an Leberkrebs erkrankte, erholte sich nach Einnahme von „Essiac“ schnell und lebte danach noch 18 Jahre. Sie schlief ruhig und still nach ihrem 90. Geburtstag ein.

Einer der angesehensten Physiker der Welt und Mitentdecker des Insulin, Sir Frederic Banting, war sogar überzeugt, dass der Heiltrank nicht nur Krebs, sondern auch Diabetes heilen könne, da nach seiner Meinung diese Kräutermischung die Bauchspeicheldrüse normalisiere.

Leider begegnete René Caisse auch viel Widerspruch und deshalb zog sie sich zurück. Viele ihrer damaligen Patienten wandten sich an den Ministerpräsidenten ihres Landes und berichteten von ihren Heilerfolgen.

Durch Vermittlung kam sie an das Medizinzentrum des Leibarztes von US-Präsident Kennedy, von Dr. Charles Brusch.

Heilpflanzen in Flor*Essence

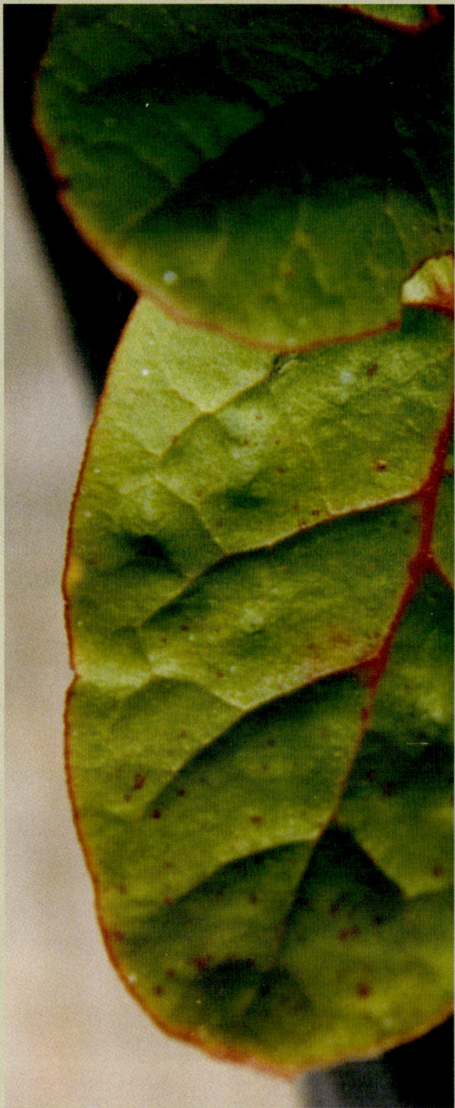

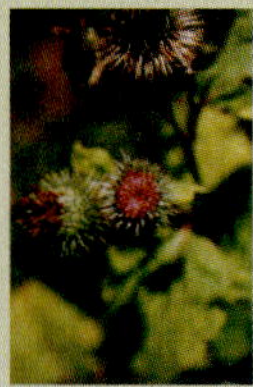

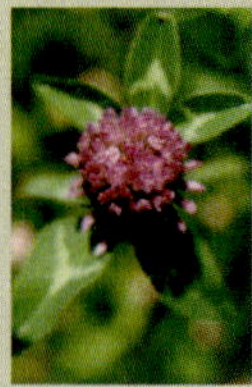

Bild links: Rhabarber

Bilder von links oben nach rechts unten: Klette, Rotklee, Nordamerikanische Ulme, Kardobenediktenkraut, Rotalgen, Sauerampfer, Brunnenkresse, Flor-Essence

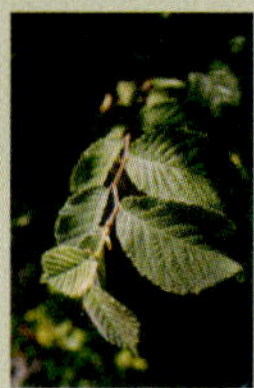

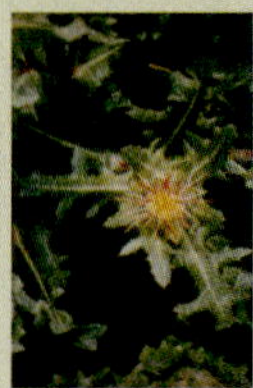

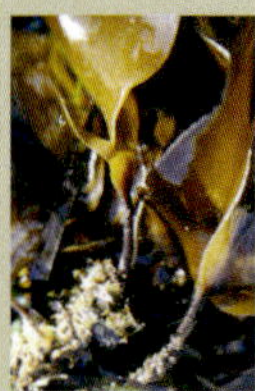

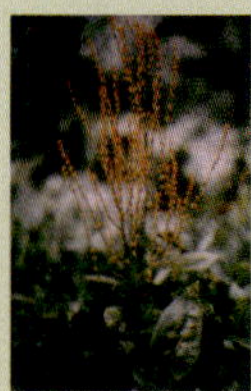

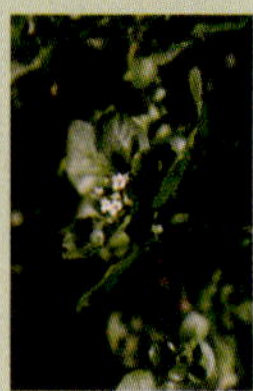

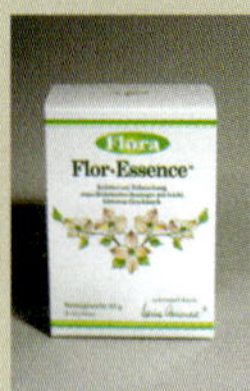

Er verbesserte die Heilwirkung noch mit vier weiteren Heilpflanzen: **Brunnenkresse** (blutreinigend, harntreibend), **Kardobenediktenkraut** (Bitterstoffe, Schleimstoffe, bindet krebsartige Geschwüre), **Rotklee** (Gerb- und Duftstoffe) und **Braunalgen** (chlorophyllreich, wirkt positiv auf den Darm).

Auf diese Weise wurde die Heilkraft noch wesentlich intensiviert und verstärkt und „Flor*Essence" genannt. Der jahrelange selbstlose Einsatz der alten Krankenschwester wurde gewürdigt und der Heiltrunk der Indianer wurde als Krebshilfsmittel bekannt.

Dr. Brusch war durch jahrelange Erfahrungen mit Flor*Essence überzeugt, dass das Rezept die Fähigkeit habe, Gifte zu sammeln, sie unschädlich zu machen und auszuscheiden. Flor*Essence stärke das Immunsystem nicht nur im Kampf gegen Krebserkrankungen, sondern sei auch sehr hilfreich bei Krankheiten wie Asthma, Allergien, Arthritis, Geschwüre, Schilddrüsenprobleme, Hämorrhoiden, Prostata- und Harnbeschwerden, Kreislaufprobleme, Diabetes, Schuppenflechte, Alzheimer Krankheit und viele andere mehr.

Sehr viele Menschen haben durch Flor*Essence eine wunderbare Heilung erfahren. Es liegen unendlich viele Zeugnisse und Bestätigungen für Heilungserfolge mit Flor*Essence bei den o.a. Krankheiten vor. In dem in den USA und Kanada bekannt gewordenen „Essiac-Report", der von dem Autor Richard Thomas Waggoner geschrieben wurde, sind die Zeugnisse einzeln aufgeführt. Seit einigen Jahren kann Flor*Essence auch in Europa eingesetzt werden.

Ausführliche Informationen im Buch:
„Die Gesundheit finden mit Flor*Essence", G. A. Ulmer Verlag, Tuningen.

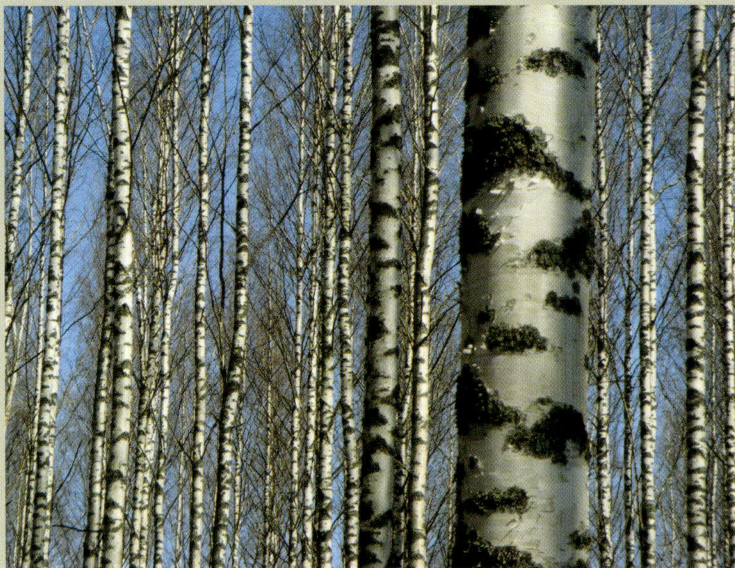

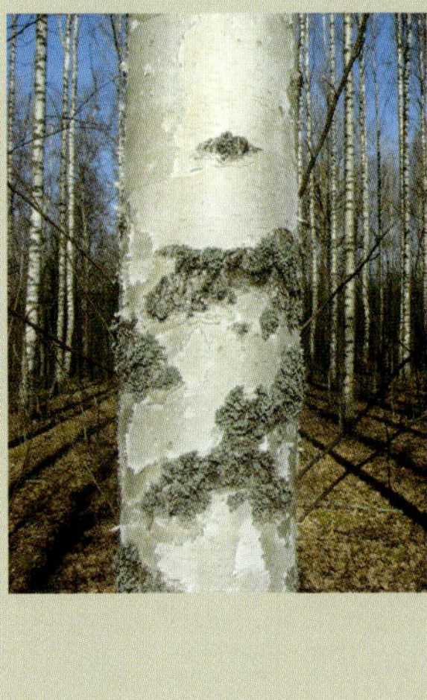

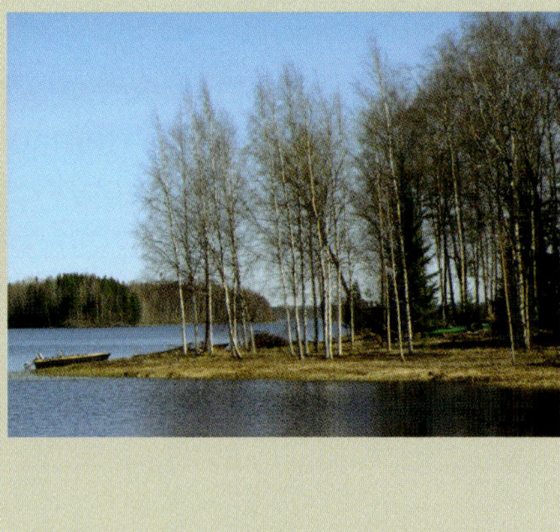

Birkenwälder in Finnland

Die Heilkräfte der Birke

Insbesondere die lappländische Birke übt seit ewiger Zeit eine magische Kraft auf die Menschen in Skandinavien aus. Über Generationen hinweg haben sie dort die Asche verbrannter Birken verwertet **und sie als Heilmittel der Natur gegen ihre Krankheiten verwendet.**

Die Birkenrinde enthält 10 bis 14 Prozent **Betulin,** eine balsamische Substanz, die aus doppelt hydriertem Alkohol besteht, außerdem vier Prozent Birkenkampfer, Gerbstoffe, Terpene, Lupeol, Phytosterine, Betulinsäure und ein antiseptisches Öl.

Das Mineralangebot ist überaus reichlich in der Birkenasche, nämlich Chrom, Selen, Aluminium, Bor, Jod, Kalzium, Kupfer, Eisen, Kalium, Magnesium, Mangan, Molybdän, Natrium, Phosphor, Schwefel, Kieselsäure, Zink und, nach Prof. G. A. Nyman - **auch Rubidium**.

Dr. Henning Karström ist überzeugt: „es gibt in der Birkenasche mehrere Stoffe, deren heilende Wirkung wir heute noch nicht kennen."

Es muss erwähnt werden, dass die aus Birken gewonnene Asche in Gegenden, wo der Boden viel Erz enthält, **krebshemmende Eigenschaften haben soll.** Außerdem wird vermutet, dass insbesondere auch der metallische Grundstoff **Molybdän** der Krebsbildung entgegenwirkt. Die Herstellung des eigentlichen **„Arctic Original Birkenaschenextrakt"** beruht auf einer alten lappländischen Tradition. Der Extrakt wird aus reiner Birkenasche von der Moräne um den Polarkreis in Lappland erzeugt. Die gesiebte Birkenasche wird mit Wasser in einem komplizierten, mehrstufigen und aufwändigen Verfahren erhitzt, bei dem der Asche die wertvollen Bestandteile entzogen werden. Nach dem Kühlen wird der Extrakt in Flaschen abgefüllt.

Ebba Waerland berichtete aus Finnland von einigen Erfahrungen mit dem Birkenaschenextrakt:

Frau Anni Antilla, Helsingfors, war eine der ersten, die die wunderbaren Heilungsresultate des Birkenaschenextrakts in weiten Kreisen bekannt machte. Als ihre Mutter schwer an Krebs erkrankte und als unheilbar bezeichnet wurde, versuchte sie die Kur mit dem Birkenaschenextrakt. Die Mutter war schon so schwach, dass sie ständig zu Bett lag, als sie mit der Kur anfing. Schon nach einer Woche konnte sie aufstehen und fühlte, wie von Tag zu Tag die Kräfte wiederkehrten.

Eine andere schwerkranke Frau, Mina Lappalainen in Ylivieska, erfuhr von dieser Heilung. Sie lag mit unheilbarem Leberkrebs darnieder. Nach einer misslungenen Operation hatten die Ärzte ihr nur noch 3 Wochen Lebensdauer gegeben. Doch schon nach einigen Tagen der Kur fühlte sie eine erstaunliche Besserung und nach einigen Monaten war sie so hergestellt, dass sie ihre frühere Erwerbstätigkeit aufnehmen konnte.

Ein Reporter, der diese Frau und ihren Leidensweg kannte, brachte nach langem Zögern doch einen Bericht darüber. Er wollte es der Menschheit nicht vorenthalten.

Dadurch kam die Lawine richtig ins Rollen. Viele schwerkranke Krebspatienten in Nordfinnland lasen den Bericht und erhielten **durch den Birkenaschenextrakt die Rettung aus grauenhaftem Leid und die Wiederherstellung der Gesundheit.**

Der Schwiegervater des Sohnes von Pfarrer Juho Kytomäki, der Kantor Iikka Koski, war an Kehlkopfkrebs erkrankt, konnte aber, weil die Wucherungen sich zu weit verbreitet hatten, nicht mehr operiert werden. Die Wunde wurde einfach zugenäht und der Patient wurde ohne jegliche Hoffnung nach Hause geschickt. Auch er versuchte die Kur mit dem Birkenaschenextrakt **und erlebte ein wahres Wunder.** Schon nach zwei Tagen kehrte der Appetit des Kranken zurück und zwei Wochen später war die Genesung in vollem Gange.

Ein weiterer Fall war Olga Lektelä in Pyhäjoen Yppärista, die als unheilbar nach Hause geschickt wurde. Ihr Krebstumor lag im oberen Teil des Magensacks und hatte Metastasen gebildet. Die Freunde kamen, um Abschied von ihr zu nehmen. Sie begann, regelmäßig den Extrakt zu trinken, und fast sofort hörte die reichliche Speichelabsonderung auf; eine schnelle Besserung setzte ein und die Gesundheit kehrte zurück.

Der Rektor einer Schule, Dr. Henning Karström, berichtete, dass eine der besten Schülerinnen seiner Schule, Päivi Tammi, wegen Eierstockkrebs in Äbo operiert wurde. Die ganze Bauchhöhle war schon mit Metastasen voll. Die Ärzte standen hilflos vor diesem Fall und er wurde als vollkommen aussichtslos erklärt. Die Eltern wandten sich an Dr. Karppi, der bekannt war, weil er Erfolge bei Krebsfällen durch Verabreichung des Birkenaschenextrakts hatte.

Die Krebs-Kur von Dr. Karppi war wie folgt:

Zu allen drei Mahlzeiten gab es eine Tasse Birkenaschenextraktwasser. Zu allen drei Mahlzeiten wurde auch **1 Teelöffel vegetabilischer Kalk eingenommen.** Einmal in der Woche wurde ein Fastentag mit vegetabilischen Rohsäften, wobei auch Birkensaft günstig ist, eingeschoben.

Frühstück: Zuerst frisches Obst. Dann ein paar Tassen Kräutertee. (Ackerschachtelhalm, Rotklee und die Rinde von Eiche und Rotulme; gleiche Teile von jeder Sorte.) Diese Mischung wird aufgekocht und mit etwas Honig gesüßt. Anstelle eines solchen Tees kann auch der indianische Bittertee Flor*Essence dienen.

Mittagessen: Rohkost mit kalt gepressten Ölen, öfters Salat aus rohen Kartoffeln, geschält und fein geschnitten, gemischt mit gehackten rohen Zwiebeln, Petersilie oder Schnittlauch, etwas Sauerkraut und Gurke; auch vegetabilische Rohsäfte aus Blattgrün, wie Brennnessel und Löwenzahn. Zur Abwechslung werden gekochte Kartoffeln gegeben und Quark aus Magermilch; 1 Teelöffel geriebene Schwarzwurzel und Grahamzwieback ohne Butter.

Abends: Verschiedenes frisches Obst, Nüsse mit Rosinen, Datteln, Feigen, dazu Preiselbeer- oder Zitronenwasser, mit Honig gesüßt, oder auch Birkensaftwasser.

Am Abend wurden Darmspülungen vorgenommen. Zwischen den Fastentagen nahm Päivi Tammi täglich Einläufe, außerdem nahm sie die ersten Monate Sitzbäder (Temperatur 40°, Dauer 15 Minuten).

Schon nach einigen Wochen konnte die Schwerkranke, zum Tode Verurteilte, das Bett verlassen und die Besserung schritt schnell voran. So konnte Päivi Tammi ihre Studien aufnehmen und hat ein halbes Jahr später ihr Realschulexamen als Beste von allen Schülern absolviert. Zweieinhalb Jahre nach der Operation, als sie noch einmel im Krankenhaus untersucht wurde, **wurde sie als völlig gesund erklärt. Nach absolviertem Abitur studierte sie Medizin an der Universität in Äbo.**

Die Heilkost von Päivi Tammi ist in vielen Einzelheiten identisch mit der vom Waerland-System empfohlenen Ernährungsweise.

Birkenaschenextrakt ist eine Möglichkeit, im Verbund mit verschiedenen anderen Spurenelementen und Ultraspurenelementen, den gestörten Haushalt in den Zellen wieder in Ordnung zu bringen und das Gleichgewicht im Körper wieder herzustellen.

Unser Körper ist von einem ausgewogenen Säure-Basen-Milieu abhängig. Hier kann der Birkenaschenextrakt eine ganz wertvolle Hilfe sein. Er ist sehr alkalisch und wirkt verdünnt mit

Wasser entsäuernd, neutralisierend und entgiftend. Er sollte aber nie unverdünnt verwendet werden.

War es der Sud der Birkenasche, der den Leberkrebs von Bertil Enmarker heilte? Der Tumor ist verschwunden, Bertil hat keine schulmedizinische Behandlung bekommen und die Ärzte können seine Genesung nicht erklären.

Er hatte nur noch drei Monate zu leben. Die Ärzte konnten ihm keinerlei Behandlung anbieten. Er griff nach dem letzten, rettenden Strohhalm **und zwar dem Sud der Birkenasche**. Jetzt, nach drei Jahren, geht es ihm ausgezeichnet. **Durch Röntgen konnte man feststellen, dass der Tumor völlig verschwunden ist,** was im Falle von Leberkrebs sehr ungewöhnlich, um nicht zu sagen einzigartig ist. Obwohl die Ärzte das Eingetroffene nicht erklären können, sind sie nicht an einer Behandlung mit Birkenasche interessiert.

Als der Arzt erfuhr, um welche Art von Medizin es sich handelte, wies er darauf hin, **dass diese keine wissenschaftlich erwiesene Wirkung habe.**

„Danach war ich beim Oberarzt für innere Medizin" erzählte Bertil Enmarker. Der Arzt erwähnte, „dass sie noch nie vorher jemanden mit einem Befund von Leberkrebs gesehen hätten, der den Tumor losgeworden sei."

Im April veranstaltete der Cancerfond (= die Krebsstiftung in Schweden) einen Informationstag in Gävle, wo fünf Ärzte Vorträge hielten und Fragen zu Krebskrankheiten beantworteten. Bertil entschied sich, diese Veranstaltung zu besuchen.

„Während der Fragestunde fragte ich, ob Leberkrebs besonders schwer zu behandeln sei"? was alle Ärzte bestätigten. Der Chirurg sagte, dass Leberkrebs selten operiert werden kann, eigentlich nur dann, wenn sich der Krebs in einem Leberlappen befindet, was jedoch nur sehr selten vorkommt.

Bertils nächste Frage lautete: „Kann ein Leberkrebs spontan verheilen?" Auch in dieser Beziehung waren sich die fünf Ärzte einig: **„Es ist völlig ausgeschlossen, dass ein Leberkrebs von selbst verheilt."**

„An was soll man da noch glauben?", fragte Bertil, „letzten Endes **nur daran, dass der Sud der Birkenasche tatsächlich mein Leben gerettet hat."**

Im Jahre 2005 erhielt die Ulmer Kinderonkologin Simone Fulda für ihre Forschungsarbeit zu Apotosemechanismen in der Krebstherapie den mit 10 000 Euro dotierten Kind-Philipp-Preis. Sie will mit Betulinsäure, einem Naturstoff aus der Birkenrinde, unverwundbare Krebszellen zerstörbar machen.

Die meisten der heute gängigen Krebsmedikamente wirken so, dass sie in den Krebszellen das natürliche, zelleigene Selbstmordprogramm, den programmierten Zelltod (die Apoptose), auslösen. In Krebszellen ist dieses Programm aber häufig genetisch außer Betrieb gesetzt, da dieser Defekt den Fortbestand des Tumors sichern soll.

Betulinsäure ist nach den Forschungsergebnissen im Stande, das zelluläre Todesprogramm zu reparieren und damit die Resistenz der Tumorzelle zu durchbrechen. Das funktionierte bei den bisherigen Experimenten besonders gut bei Tumoren des Nervensystems, einem Tumortyp, der normalerweise besonders schwer zu behandeln ist. Allerdings ist es bis zur effektiven Krebstherapie noch ein weiter Weg. Dennoch eröffnen die Erkenntnisse der Wissenschaftlerin eine viel versprechende neue Perspektive.

Ausführliche Informationen im Buch:
„Die außergewöhnlichen Heilkräfte der Birke", G. A. Ulmer Verlag, Tuningen.

Gesundheitselixier Kombucha

Tatsächlich finden sich schon in über 2000 Jahre alten chinesischen Schriften Hinweise auf die Heilkraft des Kombucha. Über China, Korea, Japan und Indien kam der Pilz, den man nicht im Wald pflücken kann, sondern der erst aus einer Symbiose verschiedenster Bakterien und Hefen entsteht, im vergangenen Jahrhundert auch nach Europa. Er geriet jedoch schon bald wieder in Vergessenheit. Erst mit dem Durchbruch der sanften Medizin hat auch die Kombucha-Therapie zunehmend an Anhängern gewonnen.

Kombucha ist ein japanisches Wort und heißt wörtlich „Algen-Tee". „Conbu" = eine spezielle Alge und „cha" bedeutet Tee. Dieser Tee wurde auch in Russland geschätzt und so kam es, dass mit der Zeit der Name „Kombucha" vom Algentee auf den Pilz übertragen wurde. Eine andere Bezeichnung für Kombucha ist „Japanischer Pilz" (Ganoderma japonicum).

Die drei markantesten Inhaltsstoffe des Kombucha, die durch den Gärungsprozess entstehen, sind die Glukuronsäure, die eine starke Entgiftung des Körpers bewirkt, die rechtsdrehende Milchsäure = L(+)Milchsäure, die eine äußerst positive Wirkung auf die Darmflora hat und Essigsäure, die zu wichtigen Stoffwechselvorgängen gebraucht wird. Weitere Säuren im Kombucha sind Kohlensäure, Spuren von Weinsäure, Apfelsäure, Zitronensäure, Oxalsäure, Bernsteinsäure und Malonsäure.

Der deutsche Arzt, Dr. Valentin Köhler, erzielte mit Glukuronsäure überraschende Erfolge bei klinisch schwer erkrankten Krebskranken. Er brachte darüber in der Zeitschrift „Ärztliche Praxis" Nr. 24/1981 einen Beitrag: „Glukuronsäure macht Krebskranken Mut".

Die Therapieerfolge von Dr. Köhler zeigten sich so: Stillstand der Metastasen und des Gewichtsverlustes, teilweise sogar

Die Heilkraft des Kombucha

Glukuronsäure
wirkt entgiftend im Körper

Milchsäure
wirkt positiv auf die Darmflora essentiell

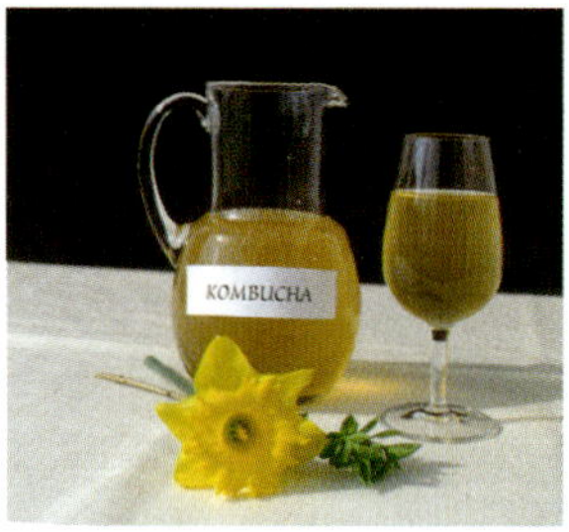

Essigsäure
unterstützt den Stoffwechsel

Polysaccharide
wirkt positiv auf das Immunsystem

Weitere Inhalte des Kombucha

Außerdem finden sich im Kombucha Vitamine des B-Komplexes, B1, B2, B3, B6 und B12 sowie Folsäure, Vitamine C, D, E und K, verschiedene Fermente (Invertase, Amylase u.a.), Natrium, Kalium, Magnesium, Kalzium, Mangan, Eisen, Kobalt, Kupfer, Zink und auch geringe Spuren von Koffein. Der Gehalt an vitalen Hefen ist sehr groß, etwa 10 Millionen Hefen pro Milliliter Kombucha. Das Ganze ist mehr, als die Summe seiner Teile.

Beim Kombucha handelt es sich um ein Kompositum, das in seiner unvergleichlichen Ganzheit seine heilkräftigen Eigenschaften entfaltet.

Gewichtszunahme - Besserung des Allgemeinbefindens ohne Bettlägerigkeit - Einschränkung des Verbrauchs an schmerzlindernden Mitteln und Abschwächung des Hustenreizes.

Wie bereits gesagt, ist die Glukuronsäure in gebundener Form ein Baustein der Polysaccharide wie Hyaluronsäure (Grundsubstanz des Bindegewebes), Mukoitinsulfat (Baustein der Magenschleimhaut und des Glaskörpers im Auge), Chondritinsulfat (Grundsubstanz des Knorpels) und das bereits erwähnte Heparin. So kann man verstehen, dass **Kombucha auch bei Bindegewebsschwäche** und auch bei Muskelkater, der ja eine Störung im Muskelstoffwechsel darstellt, hilfreich sein kann. Kombucha regelmäßig eingenommen, insbesondere bei sportlichen Betätigungen, verhindert Störungen im Muskelstoffwechsel und wirkt zuverlässig gegen den oft sehr schmerzhaften Muskelkater.

Die entgiftende Glukuronsäure wird normalerweise in der gesunden Leber gebildet. Sie bindet dort die körpereigenen Stoffwechselgifte und auch Gifte, die in den Körper gelangt sind und führt sie über die Galle in den Darm oder über die Nieren in den Harn ab. Die Leber bildet aber nicht nur Glukuronsäure, sondern sie baut auch den größten Teil der Nährstoffe und andere Substanzen auf, speichert sie und baut sie auch ab.

Die Milchsäure im Kombucha ist ein direkter Energielieferant für die Zellen im Körper und im Gehirn und wird dort mit Hilfe von Sauerstoff verbrannt. Sie bringt auch ein hochwertiges Energiepotential in den Darmbereich (auch durch **ihren Gehalt an Acetylcholin)**, das sämtliche Funktionsprozesse unterstützt, die Durchblutung fördert, die Ausscheidung erleichtert und **den Leberstoffwechsel verbessert. Die Bauchspeicheldrüse wird ebenfalls stimuliert** und so die Aufspaltung von Eiweißen, Kohlenhydraten und Fetten verbessert.

Die rechtsdrehende L(+)Milchsäure aktiviert im Körper die Sauerstoffatmung der Zellen, denn gesunde Darmbakterien können die Milchsäure synthetisieren und ins Blut abgeben, so **dass sich die Zellatmung wieder normalisiert.**

Als Pionier der medizinischen Anwendung von Kombucha im deutschsprachigen Raum gilt der Arzt Dr. Rudolf Sklenar. Eine erste Veröffentlichung über seine ärztlichen Erfahrungen mit Kombucha brachte er im Jahre 1964 in der Zeitschrift „Erfahrungsheilkunde". „Der Pilz ist ein wertvolles biologisches Therapeutikum nicht nur bei Krebserkrankungen, sondern er entfaltet heilende Wirkungen auch bei anderen Stoffwechselkrankheiten.

Nach jahrelangen eigenen Erfahrungen schreibt Dr. Sklenar in einem Brief am 18.04.1986: „Die Therapeutika mit Kombucha haben gute Behandlungserfolge bei diversen Stoffwechselerkrankungen ergeben, auch bei solchen chronischer Art. Gute Therapieerfolge sind insbesondere auch bei Krebserkrankungen in verschiedenen Stadien erzielt worden. In keinem Falle konnten unerwünschte Neben- oder Spätwirkungen durch diese Therapeutika festgestellt werden."

1987 hat der Arzt und Diplombiologe Reinhold Wiesner in einer Feldstudie nachgewiesen, dass das biologische Lebensmittel Kombucha eine virushemmende Wirkung besitzt, die dem Vergleich mit dem Virusstatikum „Helveferon" (12 verschiedene Interferone) durchaus standhält.

Mit Hilfe des Bioresonatorentests wurde elektronisch die Potentialdifferenz in Millivolt als therapeutisch-energetische Größe einer energieliefernden Wirkung bei 246 Patienten und dem Kombucha in Kombination mit anderen Mitteln, die verabreicht wurden, gemessen. Reinhold Wiesner stellte fest:

„Die Messwertvergleiche lassen darauf schließen, dass Kombucha die Abwehrkräfte des kranken Organismus wirksam fördert und **körpereigene Heilprozesse in Gang setzt.** Kombucha kann als ein hochpotentes biologisches Lebensmittel mit virushemmender Wirkung angesehen werden, das zudem den Vorteil hat, keine unerwünschten Nebenwirkungen und Unverträglichkeiten zu erzeugen."

Dr. Veronica Carstens, die Frau des ehemaligen Bundespräsidenten, sagte: „Ich arbeite ebenfalls mit Kombucha. Besonders die Milchsäure im Kombucha-Tee ist wichtig für die Behandlung von Krebskranken. Ich rate allen Patienten: Trinken Sie den Pilztee täglich, auch wenn es nur ein Glas ist. Er hilft bei vielen Krankheiten."

Sehr viele kranke Menschen haben beste Erfahrungen mit Kombucha gemacht und zahllose Bestätigungsschreiben ihrer Erfolge liegen vor. Aus Villach wird berichtet, dass Kombucha bei niederem Blutdruck half und sich das Blutbild wesentlich verbesserte. Hoher Cholesterinspiegel wurde nach einigen Monaten auf den Normalwert gesenkt und auch bei starker Gicht konnte nach drei Monaten Beschwerdefreiheit erreicht werden.

Aus Villingen kam die Nachricht, dass selbst bei Wasser in den Füßen in der Zeit von Juli bis Ende November das Wasser vollkommen verschwand und die hohen Zuckerwerte zwischen 280 und 400 zu Normalwerten von 105 bis 108 kamen. Auch Abführmittel wurden durch Kombucha überflüssig.

Die im Kombucha enthaltenen Mikroorganismen können Ablagerungen, wie Harnsäure und Cholesterin, in lösbare Formen überführen und sie auf diese Weise beseitigen. Auch regt Kombucha die Darmtätigkeit an und hat durch **seine rechtsdrehende Milchsäure antibiotische Wirkungen.** Man könnte Kombucha sogar als „Virenkiller" bezeichnen.

Bei dem Ausmaß der heutigen Umweltverschmutzung und Vergiftungsbelastung ist die Leber als Entgiftungsorgan häufig überfordert. Sie kann im Kombucha einen wirksamen Helfer finden. Doch Kombucha wirkt nicht nur entgiftend und entschlackend, sondern auch stark belebend auf das Drüsensystem und den gesamten Stoffwechsel.

Kombucha ist reich an Orgon-Lebens-Energie und kann auch dazu beitragen, den körpereigenen Heilprozess in Gang zu setzen. Es ist ein energetisches, biologisches Lebensmittel und verursacht keine unerwünschten Nebenwirkungen.

Erhöhte Blutfettwerte werden durch Kombucha reduziert und arteriosklerotische Ablagerungen im Körper und in den Gehirngefäßen werden verlangsamt oder gestoppt. Die Resorption von Folsäure, Eisen und anderen Mineralien und Spurenelementen wird erleichtert. Ferner wird die physiologische Schwefel-, Vitamin B12- und Vitamin K-Produktion gefördert. Des weiteren **wird die Sauerstoffauswertung in den Zellen nachhaltig verbessert**. Dies ist auch bei Tumorerkrankungen eine wertvolle zusätzliche Hilfe.

Das Kombucha Teepilz-Getränk lässt sich selbst herstellen. Der Kombucha-Pilz (Flechten) ist ungewöhnlich robust und hält oft ein Leben lang.

Ausführliche Informationen in der Broschüre:
„Gesundheits-Elixier Kombucha“, G. A. Ulmer Verlag, Tuningen.

Naturmedizin Sauerkraut

Das Sauerkraut wird aus Weißkohl gewonnen. Die Geschichte des Kohls geht weit zurück. Der Kohl wird als die älteste und wichtigste Gemüsepflanze Europas angesehen.

Den Griechen, den Römern und den Chinesen war Sauerkraut bereits bekannt. Kolumbus führte große Mengen an Sauerkraut an Bord seines Schiffes mit sich und gab täglich eine Portion an seine Mannschaft aus, denn man hatte entdeckt, dass der hohe Gehalt von Vitamin C im Sauerkraut Skorbut heilen bzw. verhindern konnte.

Der Kohl gehört zur Familie der Kreuzblütler und enthält viele scharfe, schwefelartige, leicht flüchtige Öle, die eine spezielle positive Wirkung auf das ganze Magen-Darmgebiet ausüben. Kohl ist sehr basenhaltig, mit einem hohen Mineralstoffgehalt. Durch die enthaltenen lebenswichtigen Vitamine B_1, B_2, Vitamin C und K ist der Kohl durch seinen hohen Vitalstoffgehalt eine wertvolle Hilfe. Außerdem enthält er auch noch biologisch aktive Stoffe, die auf die innersekretorischen Drüsen einen guten Einfluss haben, vor allem auf die Schilddrüse. **So ist der Kohl nicht nur als Nährmittel, sondern vielmehr auch als Heilmittel interessant.**

Pfarrer Sebastian Kneipp hat den hohen Wert des Sauerkrautes erkannt und sagte: „Es leitet die krankhaften faulen Säfte und Gase aus, wirkt heilend auf vorkommende Magengeschwüre, stärkt die Nerven und unterstützt die Blutbildung." Er empfahl, bei Stuhlträgheit morgens nüchtern eine kleine Tasse Sauerkrautwasser zu trinken oder eine Tasse rohes Sauerkraut zu essen.

Durch eine hormonartige Wirkung auf die Bauchspeicheldrüse verbessert das rohe Sauerkraut die Zucker- und Fettverdauung. Auch bei Gicht ist rohes Sauerkraut von großer Bedeutung, **denn die Milchsäurebakterien bewirken im**

Stoffwechsel eine Verminderung der Harnsäurebildung.

Die Milchsäurebakterien der Kohlblätter wandeln bei rund 20 Grad Celsius den Zucker im Kohl in rechtsdrehende Milchsäure um. Das Kraut wird sauer. Es ist sozusagen durch den Gärungsprozess schon vorverdaut. Durch seinen Mineralstoffgehalt besteht ein Basenüberschuss. Die einzigartige Säure ist also basenüberschüssig. Rohes Sauerkraut hat eine mild abführende Wirkung. Die Milchsäurebakterien entgiften die Darmwand und fördern eine gesunde Darmflora.

Auf der entgiftenden und allgemein belebenden Wirkung des Sauerkrautes beruht seine Heil-Wirkung. Das heilende Prinzip im Sauerkraut ist und bleibt der hohe Gehalt an natürlichen Milchsäuren und Orotsäure, ähnlich wie dies bei der Sauermilch der Fall ist.

Nun stellten finnische Lebensmittel-Wissenschaftler in Jokinoinen unlängst fest, dass beim Gärungsprozess **schwefelhaltige Verbindungen, sogenannte Isothiocyanate** entstehen. Bei Tierversuchen hat sich ergeben, dass diese Stoffe wirksam Krebszellen bekämpfen, speziell von Brust-, Dickdarm-, Lungen- und Lebertumoren. Erst bei der Fermentierung entstehen diese Isothiocyanate in größeren Mengen, so berichteten die Wissenschaftler im „Journal of Agriculture and Food Chemistry". Diese Substanzen gehen auf ein Abwehrsystem von Kohl und Kreuzblütlern (Brassiaceae) zurück, mit dem die Pflanzen sich vor Fressfeinden schützen. Ausgangspunkt sind die Glucosinolate oder Senföl-Glykoside. Sie bestehen aus dem Glukose-Molekül, das an schwefelhaltige Seitengruppen angehängt ist.

Wird eine Pflanzenzelle beschädigt, werden die Seitengruppen durch ein pflanzliches Enzym von dem Zucker getrennt und zerfallen in Isothiocyanate und andere Abwehrsubstanzen. Die Forscherin Eva-Lisa Ryhänen und ihr Team vermuten, dass die Isothiocyanate, die gegen Krebs wirksamen Verbindungen, durch die Einwirkung bakterieller Enzyme bei der Gärung entstehen.

Auch andere Kohlsorten wie Brokkoli, Blumenkohl und Rosenkohl haben ebenfalls eine krebsverhütende Wirkung. Schon frühere Arbeiten haben darauf hingewiesen, dass Sauerkraut gegen Krebs helfen könnte. So zeigen Statistiken, dass Polinnen in ihrem Heimatland seltener an Brustkrebs erkranken, als polnischstämmige Frauen in den USA. Den Unterschied hatten Wissenschaftler auf den hohen Krautkonsum in Polen zurückgeführt.

Sauerkraut in roher Form ist durch die lebenden Milchsäurebakterien eine wirksame Enzymtherapie. Allerdings **werden bei 45 Grad die Enzyme zerstört**, deshalb sollte es in roher Form, oder immer wenigstens ein Teil des Sauerkrautes roh gegessen werden. Durch ihren hohen Anteil an Milchsäurebakterien bildet Sauerkraut ein großes Reservoir an lebenden Makromolekülen, das selbst, nach **Dr. Kuhl, Krebs zu heilen vermag**. Es gibt Forscher, die behaupten, dass allein schon ein Mangel an Cholin mit eine Ursache von Krebs sein kann.

Im Darm übt die Milchsäure durch ihren Gehalt an Acetylcholin noch eine besondere Funktion auf die Darmbewegung und auf den Leberstoffwechsel aus. Hier ist es die Cholinwirkung, die **dieses glänzende Resultat hervorbringt.** Nicht zu Unrecht hat man das im Sauerkraut enthaltene Cholin als das Hormon der Darmbewegung bezeichnet. So haben wir wirklich im Sauerkraut, neben der Sauermilch, das beste und altbewährteste Mittel, neben der Krebsprävention, unseren Focus Darm zu sanieren.

Gesundheitsregulator Brottrunk

In den sechziger Jahren startete der Bäckermeister Wilhelm Kanne aus Lünen Gärversuche mit Obst, Getreide und schließlich mit Brot. Nach jahrelangen Forschungen und Versuchen kam 1981 der Kanne-Brottrunk auf den Markt, vom Erfinder auch „flüssiges Brot" genannt. Dieser Brottrunk ist ein milchsauer vergorenes Getränk aus speziell hergestelltem Vollkornbrot mit auffallend entgiftender und immunstärkender Wirkung und vielseitigen heilsamen Einflüssen.

Die in ihm enthaltenen biologischen Enzyme und Mineralien, insbesondere Selen, Kalium und Milchsäure, machen das säuerlich schmeckende Getränk zunehmend bekannt. Es gibt auch einige aufsehenerregende Untersuchungen und Erfahrungen.

Der heilsame Brottrunk ist auf Getreidebasis aufgebaut, das Besondere daran ist, dass die spezielle milchsaure Gärung nur zustande kommt, wenn das Getreide aus biologischem Anbau verwendet wird. Für die Herstellung wird extra ein spezielles Sauerteig-Brot gebacken, anschließend zerkleinert und mit Quellwasser einer monatelangen Gärung unterzogen. Die Milchsäurebakterien wandeln die Kohlenhydrate in Milchsäure um.

Der alkoholfreie, durch Vergärung entstandene Brottrunk, ohne künstliche Zusätze hergestellt, ist ein wahres Probiotikum, das auf krankmachende Keime abtötend wirkt. Die Enzyme zwingen die Darmbakterien gewissermaßen zu einer Umstrukturierung und fördern einen geordneten Stoffwechsel; der Darm wird regelrecht saniert.

Es ist wie in der Natur. Der Arzt und Bodenforscher Dr. Rust fand heraus, dass im Mutterboden, wo die meisten Milchsäurebakterien anzutreffen sind, die beste und höchste Bodenfruchtbarkeit besteht. Man kann somit die Milchsäurebakterien im Boden als Schutzpolizei ansehen, als Lieferant für Spurenelemente und Mineralstoffe für die Wurzeln.

Der Brottrunk reinigt und unterstützt die Organe, entlastet die Gewebe und bewirkt eine Runderneuerung des gesamten Organismus.

Nach anfänglichem Irritiertsein wegen des sauren Geschmacks stellt sich schnell eine Trinkfreude ein, weil der Organismus spürbar vitaler wird, bei regelmäßigem Genuss von dreimal täglich einem Gläschen voll, pur oder vermischt mit Säften. **So wird der Brottrunk zum Gesundheitsregulator,** denn Milchsäure aus Brotgetreide führt Sauerstoff in die Zellen.

Als nächstes kann man morgens regelmäßig einen Teelöffel Fermentgetreide nehmen, wodurch die Munddrüsen aktiviert und die Verdauung angeregt wird. Brottrunk und Fermentgetreide entschlacken, entwässern, aktivieren den Stoffwechsel, entlasten den Kreislauf und beheben Verdauungsstörungen.

Erkenntnisse aus der Volksheilkunde aufgreifend, hat die Firma Kanne in Zusammenarbeit mit Ärzten und medizinischen Forschungseinrichtungen bisher mehr als 30 Studien zu gesundheitswirksamen Anwendungen abgeschlossen.

Fast unglaublich, aber keineswegs ein spektakulärer Einzelfall beweist ein Schreiben, welches der Familie Kanne und ihren Mitarbeitern besonders zu Herzen ging: Ein Mädchen von 12 Jahren hatte eine schmerzende Zehe, die weder gebrochen noch sonstwie offensichtlich verletzt gewesen war, erinnert sich ihr Vater Hubert L. noch genau. „Erst eine umfassende Blutuntersuchung brachte die schreckliche Wahrheit zutage. Unsere Tochter litt an einem etwa männerfaustgroßen Karzinom im rechten Brustbereich und auch schon an Metastasen an Milz und Leber. Krebs im dritten Stadium erklärte uns der Arzt.

Im Krankenhaus wurden zunächst zwei Knochenmarksuntersuchungen durchgeführt. Das Ergebnis war schockierend: der bösartige Tumor hatte sich über die Lymphdrüsen bereits bis zur Herzkammer und bis weit unterhalb der Bauchdecke ausgebreitet. Die Ärzte konnten uns kaum Hoffnung machen. Und wir sollten unserem Kind möglichst schonend beibringen, dass es vielleicht sterben müsse!"

Das todkranke Mädchen bekam nun sechs Chemotherapien im Abstand von jeweils 14 Tagen. Nach etwa vier Wochen zeigten die Röntgenaufnahmen bereits einen unglaublichen Rückgang der Tumore. Die Ärzte sprachen bereits von einem kleinen Wunder. Und am Ende der Therapie war die Verblüffung unter den Ärzten noch größer: die kleine Patientin war nun zu 99,9 Prozent völlig geheilt, wie der behandelnde Oberarzt attestierte.

Was war geschehen? Im Dankbrief von Hubert L. ist der „wunderbare" Heilungsprozess genau beschrieben: „Zusätzlich zur Chemo- und Bestrahlungstherapie hat meine Tochter 12 Wochen hindurch pro Tag mindestens eine Flasche Brottrunk getrunken. Dazu hat sie sich mehrmals am Tag den ganzen Körper mit Brottrunk eingerieben. Außerdem hat unser kleiner Liebling jeden Morgen einen Teller Haferschleimsuppe gelöffelt. Wir hatten keine Hoffnung, dass unsere Tochter wieder gesund werden könne und wir waren nervlich völlig am Ende. Aber jetzt sind wir alle überglücklich und voller Dankbarkeit."

Brotgetreidesäure ist in der Lage, die alipathischen Kohlenwasserstoffe sowie Lindan und andere Umweltgifte, ja sogar Cäsium 137 abzubauen. Eine besondere Wirkung von Brottrunk wurde an strahlengeschädigten Kindern nach der Reaktorkatastrophe von Tschernobyl festgestellt. Nach wenigen Wochen Brottrunk in relativ kleinen Dosen ging die gemessene Verstrahlungsrate weit über Erwarten zurück. Der Immunstatus und ebenso das subjektive Wohlbefinden der Kinder waren deutlich gebessert.

Herr Kanne berichtet in seinem Buch: „Krebs und Krieg - ein Stoffwechselproblem“:

„Der krebskranken Frau meines besten Freundes sind nach der Chemotherapie alle Haare ausgegangen. Ob ihrer Glatze hat sie sich natürlich sehr geschämt. Auf Anraten einer Krankenschwester hat sie dann täglich drei mal ein Glas Brottrunk mit einem Kaffeelöffel voll Kanne Fermentgetreide zu sich genommen.

Dieser Frau sind nach wenigen Monaten wieder die Haare so nachgewachsen, dass es wieder ganz dicht und lockig ist. Auch die Chemotherapie konnte abgesetzt werden. Ihr gesundheitlicher und seelischer Zustand ist also wieder gut – dank ärztlicher Hilfe und Kanne Brottrunk.”

Nicht immer sind es gleich spektakuläre Heilungserfolge, die dem Brottrunk Beachtung einbringen. Oft hilft ja auch mehr Lebensfreude, eine Stabilisierung des Darmmilieus und eine wesentliche Verbesserung des Immunsystems und der Aktivierung der inneren Heilkräfte.

Enzymwunder Papaya

Als der portugiesische Seefahrer Vasco da Gama im 16. Jahrhundert die Papaya-Frucht kennenlernte, war er so fasziniert, dass er sie als „Frucht vom Baum des Lebens“ beschrieb.

Von den Kubanern wurde die Papaya „Fruta di Bomba“ getauft. Sie sieht als Frucht nicht nur wie eine Bombe aus, **sie ist in der Tat auch eine echte Vitamin- und Mineralstoff-Bombe.** Die Papaya enthält sehr viel Vitamin C und zugleich auch viele Flavonoide, die die Vitaminwirkung noch verstärken.

Insbesondere aber enthält die Papaya zahlreiche wertvolle Enzyme, das wichtigste darunter ist das Papain. Bei den Enzymen handelt es sich um kompliziert aufgebaute Eiweißkörper, die in der Regel durch ihre Anwesenheit auch in sehr kleinen Mengen chemische Reaktionen herbeiführen. Papain ist ein aus 212 Aminosäuren aufgebautes, kohlenhydratfreies Einkettenprotein mit drei Disulfidbrücken sowie einer freien Sulfhydrid-Gruppe im aktiven Zentrum des Enzyms.

Es ist ein eiweißspaltendes Enzym, eine Art von Pepsin, nur eben pflanzlichen Ursprungs. Papain löst etwa das 200-fache seines eigenen Gewichtes von hart gekochtem Eiweiß in alkalischer Lösung binnen 5 Stunden auf (Mercks Index).

Eine ungenügende biochemische Verarbeitung von Eiweißen hinterlässt schädliche Abbauprodukte im Darm. Im Dickdarm kann es von fäulniserregenden Bakterien wimmeln, die ihre Nahrung aus den Resten von Eiweißstoffen nehmen.

Unverdaute Eiweißrückstände können sich dick und verhärtend an die inneren Darmwände ansetzen. Die unverdauten Eiweißrückstände können letztendlich sogar die notwendige Bewegung der Darmmuskulatur (Peristaltik) hemmen. Vor diesem Hintergrund wird die Bedeutung des Papains deutlich.

Papain hilft, eiweißhaltige Nahrung gründlich zu verdauen und vernichtet Zelltrümmer. Papain kann, im Gegensatz zu anderen Enzymen, sowohl in saurem als auch in alkalischem Milieu wirksam werden. Papaya-Enzyme steigern die Aktivität der Makrophagen, großer Fresszellen und natürlichen Killerzellen. **Außerdem sollen Papaya-Enzyme in der Lage sein, Krebszellen zu demaskieren, sie von ihrer Fibrinhülle zu befreien.**

Tumorzellen können sich mit einer Hülle aus Eiweiß tarnen. Durch die eiweißspaltenden Enzyme der Papaya kann die Hülle aufgelöst werden. **Dann kann die körpereigene Abwehr die Tumorzelle wieder erkennen und angreifen.** Die Papaya-Enzyme aktivieren auch den Tumor-Nekrose-Faktor (TNF), ein krebszerstörendes Molekül des Abwehrsystems. Außerdem mindert Papain die Haftfähigkeit von abgelösten Tumorzellen und macht das Blut dünnflüssiger.

Die Buchautorin Halima Neumann schrieb, dass sie allein durch den Konsum von Papaya, Spirulina, Weizengras und Aloe Vera ihr schweres Krebsleiden kurieren konnte.

Rüdiger Oliver Schlegel berichtet, dass der Australier Frank Sheldon 1962 mit einer Selbsthilfe-Kur auf der Basis der Eingeborenen-Rezepte seinen rapide wachsenden Lungenkrebs besiegte. Er kochte Papaya-Blätter in einem Topf, ließ diese 2 Stunden lang ziehen und trank anschließend dreimal täglich 200 Milliliter des nicht sehr schmackhaften Gebräus. Nach 8 Wochen der regelmäßigen Papaya-Tee-Kur waren sämtliche Krebswucherungen verschwunden.

Dr. Rob Hitchins, der Präsident der „Australischen Mediziner Vereinigung” bekannte, dass ihn die Naturheilkur gegen Krebs nicht überrasche, da die Papaya doch über Jahre hinweg schon von Forschern in Nord- und Südamerika als eines der verheißungsvollsten Krebsmittel beschrieben worden sei. Die Indianer Mittel- und Südamerikas verwendeten zur Heilung auch bösartiger Geschwulste seit Jahrhunderten Papaya, ebenfalls die Kahuna auf Hawai.

Professor Chung-Shih Tang hat festgestellt, dass in den Blättern und Samen der Pflanze ein Haupt-Alkaloid, **Carpain,** enthalten ist, dem von vielen Autoren eine Anti-Krebs-Wirkung, z.B. bei Blutkrebs, zugeschrieben wird.

Prof. Whraba in Wien geht so weit zu behaupten: „Würde man heute gezielt daran gehen, die krebsgefährdeten Menschen systematisch prophylaktisch zu behandeln - u.a. mit Enzymen - dann könnte die Rate der Krebserkrankungen auf die Hälfte gesenkt werden.

Mit Hilfe der fermentierten Papaya wird die Produktion des körpereigenen, von den T-Zellen ausgeschütteten Proteins Interferon-gamma stimuliert. **Interferon-gamma wird ab dem 40. Lebensjahr nur noch vermindert produziert.** Durch das Zuführen der fermentierten Papaya, auch im akuten Zustand, wird das Interferon-gamma erhöht und das Immunsystem gestärkt.

Damit zählt das Konzentrat der fermentierten Papaya zu den wirkungsvollsten natürlichen Immunsystemmodulatoren. Doch auch bei anderen Angriffen auf das Immunsystem, und bereits bei Erkältungskrankheiten und Grippe, hat sich Papaya-Konzentrat bewährt.

Papaya entsäuert durch seine extrem starke Basenwirkung den Organismus, sie ist eine ausgezeichnete Basenquelle.

Das Papain ermöglicht dem Körper, das Arginin herzustellen, eine der essentiellen Aminosäuren, aus verschiedenen Stoffen in Magen und Darm. Arginin ist wesentlich beteiligt am Harnstoff-Zyklus und nimmt da eine Schlüsselstellung ein. Außerdem spielt Arginin eine entscheidende Rolle bei der

Produktion von Stickoxid, einem wichtigen regulativen Stoff in Blutgefäßen und im Gehirn

Ein hoher Argininspiegel hemmt das Wachstum von Krebszellen, außerdem kann überschüssiges Körperfett abgebaut und Bandscheibenbeschwerden können gelindert werden.

Dr. Koesel und Dr. Ray sind in ihrer jahrelangen ärztlichen Praxis auf die tumor- und krebsverhütenden Eigenschaften des Papains aufmerksam geworden. Da bei der Auflösung von Tumorzellen verschiedene Abfallprodukte, sogenannter „Zellmüll", entstehen kann, der die Abwehrleistung des Immunsystems behindert, kann durch Papayaenzyme, die eiweißspaltende Eigenschaften haben, die Abräumung beschleunigt werden.

Außerdem fördert Papaya die Ausschüttung von Zytokinen, sogenannte Immunmodulatoren, durch die das Immunsystem in Alarmbereitschaft und erhöhte Aktivität versetzt werden kann.

Dr. Walker empfiehlt den Papayasaft der reifen Frucht zur Anregung der Lymphdrüsen und der Milz und damit zur gesamten Entgiftung, indem Abfälle aus dem Blut gefiltert sowie Zellen und Gewebe regeneriert werden.

Die fermentierte Papaya erhöht die Abwehrmechanismen des Körpers, regt die geistige und körperliche Leistungsfähigkeit an und führt somit zu einem gesteigerten Wohlbefinden. In ihr liegt ein neuer Schlüssel für eine gesunde Alterung, da sie sowohl Immunsystemmodulator als auch einer der stärksten natürlichen Radikalfänger ist.

Die Nährstoffe der Aloe Ferox- und der Aloe Vera-Pflanze

Monopoly- und Mucopolysaccharide
Acemannan, Aldopentose, Arabinose, Color Galaktose, Galakturonsäure, Glukuronsäure, Glukose, Manose, Manuronsäure, Pentosan, Rhamnose, Uronsäure, Xylose,

Aminozucker
Galaktosamin, Glukosamin

Fettsäuren
Beta-Sitosterol, Camposterol, Cholesterol, Lupeol, Triglyceride, Sterin

Aminosäuren
Alanin, Arginin, Asparagin, Glutamin, Glyzin, Histidin, Hydroxyprolin, Isoleuzin, Lysin, Prolin, Serin, Threonin, Valin, Tyrosin, Aspartinsäure, Cystin, Glutaminsäure, Glycerin, Methionin, Tryptophan, Leucin, Phenylalanin

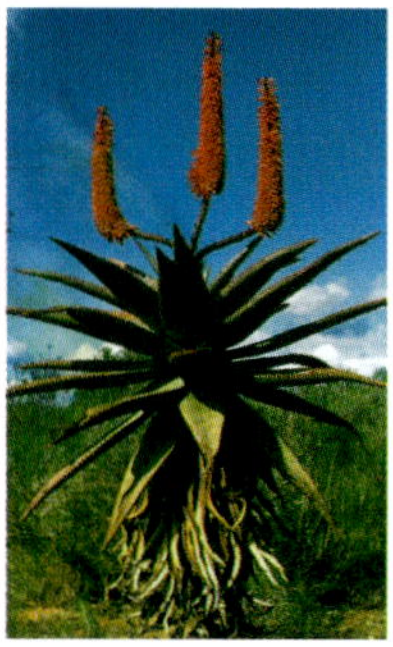

Enzyme
Alinase, Amylase, Bradykinase, Katalase, Kreatin-Phosphokinase, Lactat-Dehydrogenase, Lipase, Oxidase, Pentosane, Phosphatase, SGOT, Transamine, SPGT Transaminase, Tyrosinase, Zellulase, 5-Nucleotidase, Carboxypeptidase

Mineralstoffe
Aluminium, Bor, Barium, Calcium, Chlor, Chrom, Eisen, Germanium, Kalium, Kalium-Sorbat, Kupfer, Magnesium, Mangan, Natrium, Rubinium, Schwefel, Strontium

Vitamine
A, B1, B2, B3, B6, B12, C, E, F, Beta Carotin, Cholin, Folsäure, Niacin, Silicium

Sonstige Stoffe
Lignine, Saponine, Tannine, Apfelsäure, Salicylsäure, Zitronensäure, Steroide, Chryphansäure, Ribonukleinsäuren

Sonnennahrung Aloe

In den Aloe-Pflanzen vereinigen sich Sonnenenergie, Wasser und lebenswichtige Stoffe aus der Erde zu einer besonderen Wirkstoffkombination. Aloe Vera und Aloe Ferox sind die bekanntesten und wirksamsten Aloe Pflanzen. Den beiden Aloe-Arten gemeinsam sind 160 wichtige Substanzen. Neben dem Hauptwirkstoff Acemannan finden sich viele Mineralien u.a. auch Chrom, Bor, Germanium und Zink, der ganze Komplex der B-Vitamine, einschließlich B12 sowie zahlreiche Enzyme und essentielle Fettsäuren.

Von den Inhaltsstoffen dürften die Polysaccharide (Mehrfachzucker), zu denen auch das Acemannan zählt, **in ganz spezieller Weise das Immunsystem stärken**. Sie haben auch entzündungshemmende Eigenschaften. Im ganzen sind etwa 13 Mucopoly- und Monopolysaccharide vorhanden, auch die wertvolle Uronsäure sowie 15 Enzyme, darunter auch Amylase, Lipase und Bradykinase.

Insbesondere das Enzym Bradykinase wirkt entzündungshemmend und kurbelt das Immunsystem an. Außerdem hat es einen schmerzstillenden Effekt. Aufgrund ihrer biochemischen Zusammensetzung entspricht die Aloe einer kleinen Hausapotheke.

Aloe enthält reichlich Acemannan, ein langkettiges Polisaccharid bzw. ein Hormon, das der Körper nur bis zur Pubertät produziert. Danach muss man es dem Körper zuführen. Acemannan wird in alle Zellmembranen eingelagert und bewirkt deshalb die Stärkung des ganzen Organismus gegen krankmachende Parasiten, Viren und Bakterien und es schützt das Knochenmark vor Schädigungen durch Gifte und belastende Drogen. Aloe bewirkt auch eine Verbesserung der Membrandurchlässigkeit und erlaubt eine bessere Nahrungszufuhr und Entsorgung aller Zellen.

Dr. John Pitmann erklärt: „Acemannan besitzt antivirale, antibakterielle und antimykotische Eigenschaften, die helfen können, Candida-Überwucherungen (Pilzbefall im Darm) zu kontrollieren und die natürliche Bakterienflora der Verdauungsorgane wieder zu etablieren. Acemannan stimuliert die Beweglichkeit der Verdauungsorgane und hilft Fremdproteine, welche oft Allergien auslösen, in den Dickdarm abzuführen. **Es hat eine direkte Auswirkung auf Zellen des Immunsystems, aktiviert und stimuliert Makrophagen, Monozyten, Antikörper und auch T-Killerzellen.**

Ein ganz besonders seltenes Spurenelement ist Germanium, das die Fähigkeit hat, Sauerstoff an sich zu binden und diesen in die kleinsten Körpergefäße zu transportieren, und sich in der Aloe Pflanze findet. Es spielt auch im ganzen Immunsystem eine große Rolle, denn es stimuliert die körpereigene Produktion von Interferon, die Wirkung der Makrophagen und Lymphozyten. Organisches Germanium hilft auch bei der Ausscheidung von Schwermetallen und toxischen Giften.

Germanium bindet die säuernden Wasserstoff-Ionen, welche die Tendenz haben, die Zellen zu schädigen. Wenn zu viele Wasserstoff-Ionen aufgenommen werden, die den Sauerstoff im Körper verbrauchen, entsteht eine sogenannte Azidose (Übersäuerung) und damit Sauerstoffmangel. Bei Nichtbeachtung des Säure-Basen-Gleichgewichts kommt es letztendlich zu Sauerstoffmangel und damit zur Krebsgefahr.

Germanium in der Aloe fördert die Sauerstoffaufnahme im Blut und damit auch die Zellatmung. Die Blutviskosität wird vermindert und die Durchblutung verbessert. Nach Dr. Asai sind viele Krankheiten einem Mangel an Sauerstoff im Körper zuzuschreiben. So ist Germanium zum einen in der Lage, fehlenden Sauerstoff im Körper zu ersetzen und darüber hinaus die Sauerstoffversorgung zu steigern. Es ist also vor allem als Sauerstoffkatalysator und Antioxidans wichtig. Einige seiner

Effekte sind analog zu dem der Schilddrüsenhormone. Es verbessert den gesamten Stoffwechsel der Zelle und damit des gesamten Organismus.

Die moderne Physik hat festgestellt, dass der Mensch eine Ansammlung elektrisch geladener Partikel ist. Deshalb seien elektrisch-dynamische Aktionen notwendig, um Fehlsteuerungen zu korrigieren. Hier ist ein Feld, auf dem Germanium, ein typisches Halbleiterelement, das für seine elektrischen Eigenschaften bekannt ist, eine lebenswichtige Rolle spielt. Durch das elektrische Potential wird durch Germanium die elektronisch gespeicherte Stressinformation ausgeleitet. Laborversuche haben gezeigt, dass Acemannan als Brücke fungiert, zwischen Fremdprotein und Makrophagen (Fresszellen) und die Aufnahme der Fremdproteine durch Makrophagen erleichtert.

Die regelmäßige Einnahme von Aloe-Vera-Saft (möglichst Bio-Qualität ohne künstliche Konservierungsstoffe), vor den Mahlzeiten, garantiert die tägliche Versorgung mit Eisen, Kalzium, und Germanium, das den Zellstoffwechsel reguliert und durch seine Ionen die Wirksamkeit von Vitamin C sichert.

Michael Peuser berichtet in seinem Buch „Krebs wo ist dein Sieg?“ über die großen Erfolge, die der Franziskanerpater Romano Zago aus Porte Alegre (Brasilien) mit seiner Aloe-Erfolgsformel auch in aussichtslosen Fällen hatte.

Diese einfache Urformel, die in Brasilien seit vielen Generationen angewendet wird, darunter auch bei Krebs, hat schon vielen Patienten Hilfe gebracht.

Ausführliche Informationen in der Broschüre:
„Sonnen-Nahrung Aloe“, G. A. Ulmer Verlag, Tuningen.

Das Wunder der Hunza

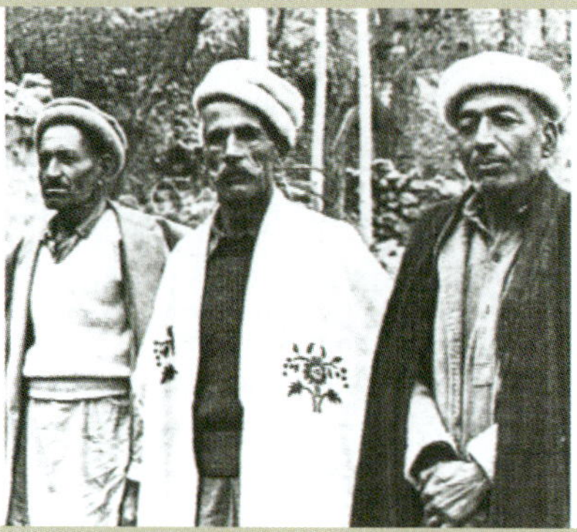

Die Hunza sind als gesündestes Volk und Tal der Hundertjährigen bekannt. Die Hunza Nahrung setzte sich früher so zusammen:

Morgenessen:

Eine Art Suppe oder Brei, aus Wasser mit getrockneten oder frischen Aprikosen und frisch gemahlenem Getreide, meist Vollkornweizen.

Mittagessen:

Verschiedene rohe Gemüsesorten und je nach Möglichkeit gekochte Kartoffeln, Salate, Küchenkräuter; im Winter etwas mehr gekochtes Gemüse. Fleisch nur während der Wintermonate in kleinen Mengen. Dazu Brot (nur Vollkornbrot). Als Fett wurde ausschließlich schonend hergestelltes Aprikosenöl verwendet.

Abendessen: wie mittags.

Später am Abend: Aprikosensuppe oder Obst.

Das **Hauptgetränk** war stets das mineralreiche Gletscherwasser direkt aus den Bewässerungskanälen, das sie auch „Gletschermilch" nannten.

Das Brot der Hunza – das **Chapati**
Auf primitiven Mühlen wurde der Weizen zu Vollkornschrot gemahlen, der dann in runden Fladen auf Blech zu „Chapati" gebacken wurde. Es hatte Ähnlichkeit mit Knäckebrot, das zu allem gegessen wurde.

Was bei den Hunzas eine regelmäßig wiederkehrende Realität war, war das **Fasten und Halbfasten.**

Wirkungsvolles Vitamin B 17

Der amerikanische Arzt und Biochemiker Dr. Ernst Theodor Krebs jr. fand heraus, dass es sich bei der Krebskrankheit vermutlich um etwas ganz Ähnliches handelt wie bei Scorbut: um eine Stoffwechselkrankheit, die zu beheben ist, wenn man nur genug von jenem Stoff zu sich nimmt, der die Krankheit verhindert. Im Falle von Skorbut war es das Vitamin C. Und im Falle von Krebs sei es das Vitamin B17, das er Laetrile nannte.

B17 zeichnet sich durch eine große Anzahl wasserlöslicher, vornehmlich ungiftiger Zuckerverbindungen aus. Am häufigsten kommt es in den weichen Kernen von Steinobst, z.B. in Aprikosen, Pfirsichen, Nektarinen, Kirschen, Pflaumen und Äpfeln vor. Am höchsten ist die Konzentration in Aprikosenkernen, aber auch in Getreide wie Hirse und Buchweizen.

Bei einem Vortrag vor der Second Annual Cancer Convention in Los Angeles führte Dr. Krebs jr. folgendes aus: „Zum Beispiel wissen wir, dass der Volksstamm der Hunza während seiner über 900-jährigen Geschichte **niemals einen Fall von Krebs hatte.**

Dieser Stamm ernährt sich von natürlichen Lebensmitteln, die eine tägliche Versorgung, im Schnitt 50 bis 75 Milligramm, Vitamin B17 abdecken. Das Land der Hunza wurde gelegentlich als ein Land beschrieben, „in dem die Aprikose Königin ist". Während der drei Monate, in denen die Frucht frisch erhältlich ist, wird sie von den Stammesmitgliedern frisch verzehrt und das verbleibende Jahr essen sie getrocknete Aprikosen. Niemals wird eine getrocknete Aprikose ohne den weichen Samenkern gegessen. Auf diese Weise nehmen sie weit mehr als die durchnittlichen 50 bis 75 mg Vitamin B17 pro Tag zu sich."

Dr. Albert Schweitzer berichtete aus Lambarene, Gabun, im

Jahre 1913: „Als ich in Gabun ankam, gab es zu meinem Erstaunen nicht einen einzigen Fall von Krebs."

Dr. Krebs fand heraus, dass in allen Kostformen der krebsfreien Völker ein hoher Anteil an so genannten cyanogenen Glykosiden enthalten ist. Cyanogene Glykoside sind Zuckermoleküle, mit einem CN-Baustein. Das Vitamin B17 besteht aus je einem Molekül Hydrogenzyanid (Blausäure) und Benzaldehyd (ein Schmerzmittel) sowie zwei Molekülen Glukose. Doch die Moleküle sind in ihrer Kombination stabil, chemisch inaktiv und ungiftig.

Nur durch das Enzym Beta-Glukosidase kann die Kombination „geknackt" werden. Dies geschieht insbesondere an krebsbefallener Stelle und zerstört die Krebszellen. **Das Enzym Rhodanase übernimmt hierbei eine Kontrollfunktion.** Vitamin B17 kommt daher an krebsbefallenen Stellen zum Einsatz und nicht am gesunden Gewebe.

Um aus Vitamin B17 freies Wasserstoffcyanid entstehen zu lassen, muss das Enzym Beta-Glukosidase vorhanden sein. Dieses Enzym ist im gesunden Organismus in relativ geringen Mengen vorhanden. Es wurde festgestellt, dass das **Enzym Beta-Glukosidase im Tumorgewebe in einer um das Vielfache höheren Konzentration vorhanden ist,** als im gesunden Gewebe. Das Vitamin B17 ist in reiner Form tatsächlich ungiftig. Gesunde Zellen besitzen im Gegensatz zu Krebszellen außerdem auch noch das Enzym Rhodanase, das jedem freien Zyanid ein Schwefelatom hinzufügt, um so das harmlose Thiozyanat zu bilden

Dr. Kanematsu Sugiura war einer der vermutlich höchstangesehensten Krebsspezialisten in den Vereinigten Staaten. 1962 wurden nach fünfjähriger Testreihe Hunderte von wissenschaftlichen Berichten des japanischen Forschers über Laetrile in einer vierbändigen Reihe veröffentlicht: **Er hielt B17 für das wirksamste Krebsmittel überhaupt.**

Das Sloan Kettering Cancer Center, das zur Cornell University gehört und als beste Krebsklinik der Welt angesehen wird, mit 400 Ärzten, versuchte zusammen mit der Krebsindustrie, Dr. Kanematsu Sugiura zu ignorieren und zu bekämpfen.

Bei einer Pressekonferenz wurde öffentlich verkündet, dass Laetrile weder über präventive, noch über tumorreduzierende, anti-metastasische oder gar Krebsheilungs-Aktivität verfüge. Da rief plötzlich jemand: „Dr. Sugiura, bleiben sie bei Ihrer Behauptung, dass Laetrile eine Ausbreitung des Krebses verhindert?" Er antwortete dem Journalisten mit klarer Stimme: „Ja, dabei bleibe ich!"

In einer Klinik in Mexiko, in der Contreras Klinik,verzeichnen Ärzte sehr positive Erfolge in der Behandlung mit Laetrile.

Aprikosen enthalten das Bioflavonoid Quercetin, welches als hervorragender Fänger von freien Radikalen bekannt ist. Sie enthalten auch Salicylsäure, die antibakteriell wirkt und Fäulnisse stoppen kann. Kein Obst liefert so viel Beta-Carotin und Magnesium. Bereits drei Aprikosen liefern die Hälfte des Tagesbedarfs an Vitamin A. Wichtig ist auch der hohe Gehalt an Folsäure.

Heute gibt es im Handel Aprikosenkerne zu kaufen. Bei neuen Erfahrungen mit fermentierten Pflanzenstoffen ist es gelungen, nun auch Aprikosenkerne zu mahlen und zu fermentieren, unter der Bezeichnung „Sojall Apriko". Dadurch verbessert sich ernährungsphysiologisch die Wertigeit der Aprikosenkerne und sie lassen sich noch besser einspeicheln, was dazu führen kann, dass die Nährstoffe (Vitamin B17) schneller und besser über die Mundschleimhaut aufgenommen werden können.

Lapacho-Tee

Der Lapacho-Tee wird von vielen Kulturen in Südamerika, insbesondere in Peru, Bolivien und Argentinien als Tee des „Göttlichen Baumes“ getrunken. Von diesem Baum wird die rote, innere Rinde genutzt, um äußere und innere Infektionen zu bekämpfen. In ihr sind große Mengen an Sauerstoff in für den menschlichen Organismus leicht verfügbarer Form gebunden. Dieser Sauerstoff ist in der Lage, Bakterien, Pilze, Viren und Protozoen (einzellige Urtierchen) abzutöten und unterstützt dadurch das Immunsystem bei seiner Abwehrarbeit. Der Tee ist bekannt für seine Wirksamkeit bei Krebs und Infektionen, insbesondere bei Hefepilzinfektionen, wie Candidose.

Vor 30 Jahren sorgte der Lapacho-Tee für erste medizinische Schlagzeilen. Krebskranke aus aller Welt kamen nach Brasilien und wollten mit Lapacho behandelt werden. In Amerika, wo der Lapacho-Tee seit etwa 1981 angewendet wird, liegen ernstzunehmende Berichte über Erfolge bei entzündlichen Krankheiten vor, die durch die argentinischen Ärzte Theodore Meyer und Prais Ruiz bekannt gemacht wurden. Dr. Meyer erfuhr von den Callawayas-Indianern vom Lapacho-Tee. Er behandelte im Krankenhaus von Consepcion seine Patienten und kann vollständige Heilung bei Leukämie nachweisen.

Der Arzt Dr. Walter Accorsi sagte über die Lapacho-Therapie: „Schon bei meinen ersten Experimenten mit dem Mittel erkannte ich zwei Faktoren, die mich im Hinblick auf die Krebsbehandlung stark beeindruckten: zum einen nimmt Lapacho die Schmerzen und zum andern erhöht sich die Zahl der roten Blutkörperchen. Wir konnten nur immer wieder staunen. Alles heilt dieses Mittel, fast immer waren die Patienten innerhalb eines Monats beschwerdefrei.”

Der Lapacho-Tee enthält - im Gegensatz zum Schwarztee - keine aufputschenden Substanzen wie „Teein” oder „Coffein”.

In der Lapacho-Rinde stecken bioaktive Substanzen, die für den Stoffwechsel nützlich sind, z.B. Katechine, Saponine und Bioflavonoide. Isoliert aus der Rinde wurden auch Immunmodulatoren wie die Chinone, die schon in kleinsten Mengen das menschliche Abwehrsystem stärken. Außerdem wurde im Lapacho-Tee auch in Spuren der Radikalenfänger Melatonin nachgewiesen.

Die Lapacho-Rinde hat einen ungewöhnlich hohen Gehalt an Mineralstoffen und Spurenelementen wie Kalzium, Eisen, Kalium, Kupfer, Zink, Bor, Mangan, Magnesium sowie Spuren von Phosphor, Chrom, Strontium, Jod, Molybdän, Silber und Gold.

Besonders wertvoll ist unter anderem auch der Gehalt an Bor. Heute weiß man, insbesondere durch den Forscher Rainer Fischer, Sinzheim, dass Bor unerlässlich ist für die Stabilität der Zellwände, für den Kalzium- und Kalium-Haushalt, für die Vitamin- und Flavonoid-Bildung, für den Ansatz von Blüten, Früchten aller Vegetationspunkte und der Chloroplasten, zur Regulierung der Phenolbildung, zur Regulation der Zellteilung, zur Regulation des Wasserhaushalts und vor allem für den Kohlenhydratstoffwechsel, den Proteinstoffwechsel und sogar für die Enzymaktivität.

Pflanzen und Blumen entwickeln in großen Höhen der Gebirge leuchtende Farben und somit mehr Flavonoide, um sich vor UV-Licht zu schützen. Dies ist aber im Wesentlichen nur durch Anlagerung von Bor an Flavonoide möglich, wodurch UV eingefangen und umgewandelt und gleichzeitig die Zellreparatur mit Energie beliefert wird. Die Fähigkeit von Bor zur Chelatbildung mit Flavonoiden macht zudem deutlich, weshalb Flavonoide so ausgezeichnet in der Lage sind, Schwermetalle, Radikale und andere Gifte abzubauen, einzufangen und unschädlich zu machen.

Bor greift offensichtlich auch beim Menschen in den Kalzium-Haushalt ein und verhindert, wie bei den Pflanzen, eine Brüchigkeit der Zellwände und der gerüstbildenden Kalziumverbindungen.

Äußerlich wird der Tee so angewendet: Tücher werden in einen kräftigen Absud (ca. 1 Liter) von Lapacho-Rinde getaucht und warm aufgelegt. Damit beeinflussten Indianer die Heilung von Flechten und Geschwulstbildungen.

Als Vollbad die doppelte bis dreifache Menge nehmen und den abgeseihten Tee dem Wannenwasser zugeben.

Innerlich wird der Tee wie ein Schwarztee getrunken. Er schmeckt angenehm mild und hat ein zartes Raucharoma. Lapacho kann als Haustee auch gesüßt, kalt oder heiß getrunken werden. Für therapeutische Zwecke empfiehlt es sich, den Tee ungesüßt, drei Tassen täglich, auf nüchternen Magen, auch zwischen den Mahlzeiten, etwas abgekühlt zu trinken.

Zubereitung: Lapacho-Inka-Tee: 1 Esslöffel Lapacho-Rinden-Tee in 1 Liter kochendes Wasser geben, dieses 5 Minuten kochen und dann noch 20 Minuten ziehen lassen. Den Tee in einem Edelstahlgefäß zubereiten, niemals in einem Aluminium-Gefäß.

Lapacho-Tee normal: Zubereitung wie beim Schwarzen Tee, 5 Minunten ziehen lassen, abgießen und warm trinken.

Vitamin C, zusammen mit Lapacho-Tee, kann die Ausscheidung von unerwünschten Stoffen im Körper beschleunigen und die Widerstandskraft noch mehr stärken.

Lapacho-Tee gibt es, neben der reinen Form, auch mit Hagebutten kombiniert; eine Mischung, die man auch selbst herstellen kann.

Grüner Tee

Grüner Tee stammt zum Teil von denselben Pflanzen wie schwarzer Tee, jedoch werden die Blätter im Laufe der Verarbeitung heißem Dampf ausgesetzt und behalten somit ihre ursprüngliche Farbe. Frische Teeblätter enthalten vier mal soviel Vitamin C wie Zitronen. Durch die zeitaufwändige Verarbeitung wird der Gehalt an Vitaminen nicht zerstört, sondern er bleibt in den Blättern und wird freigegeben. Im Gegensatz zu grünem Tee wird schwarzer Tee fermentiert. **Der grüne Tee wurde bereits vor 4700 Jahren erwähnt und ist damit eines der ältesten Getränke, das die Menschen kennen.**

Grüner Tee soll über 130 verschiedene Wirkstoffe enthalten. Er enthält unter vielem anderen die Vitamine B1 und B2, mit einem hohen Anteil an Vitamin C und Vitamin E, Vitamin P (Rutin), Magnesium, Kalium, Kalzium, Phosphorsäure, Kupfer, Nickel, Zink, Germanium, Tannin, Koffein und viele weitere Mineralien und Spurenelemente und vor allem Gerbstoffe.

Dem grünen Tee wird eine günstige Wirkung bei Kreislaufbeschwerden, Bluthochdruck, Arteriosklerose, Rheuma und chronischer Leberentzündung zugeschrieben. Besonders wirksam soll das **Vitamin B1 sein, das auch als „Antistress-Hormon" bezeichnet wird**. Schon im alten China hieß es: „Wer Tee trinkt, vergisst den Lärm und die Hetze des Alltags." Gerade das Vitamin B1 (Thiamin, Aneurin) ist unentbehrlich im Kohlenhydratstoffwechsel und ist auch wesentlich beteiligt an der Acetylcholin-Bildung. (Acetylcholin ist sehr wichtig als Überträgerstoff für Impulse im Gehirn und im Nervensystem.) Der menschliche Körper kann Thiamin nicht aufbauen; er ist auf die tägliche Zufuhr von 1,0 bis 1,5 Milligramm angewiesen.

Grüner Tee bekämpft aber nicht nur den Stress, er wirkt auch antidepressiv, beugt der Ermüdung vor und steigert noch die

Wasserausscheidung durch bessere Durchblutung des Nierenmarks.

Dr. Ichiro Mori von der Kagoshima-Universität bestätigt dem Grüntee den Gehalt an Zink, was eines der wichtigsten Spurenelemente ist, das insbesondere Schwangere benötigen. Zink ist für unsere Gehirnfunktion von großer Wichtigkeit. Bei Forschungsarbeiten über Cholesterin wurde festgestellt, dass Grüntee bei Arteriosklerose vorbeugend wirken kann, vor allem bei Herzkrankheiten und Alterserscheinungen.

Im Krebsforschungsinstitut in Tokyo isolierten Forscher aus den Teeblättern des grünen Tees den Hauptbestandteil der Gerbstoffe, das Epigallocatechingallat (EGCG). Sie vermuten, dass die im grünen Tee enthaltenen Gerbstoffe als „Krebshemmer" wirken. Anscheinend verändert das EGCG den Empfänger derart, dass der Tumorpromotor nicht mehr an ihm andocken kann. Dadurch bleibt die Zelle geschützt. Dies wäre eine Erklärung dafür, dass in Gegenden, in denen der grüne Tee angebaut und besonders gerne getrunken wird, weniger Menschen an Krebs sterben, als in anderen Teilen Japans. Schwarzer Tee soll infolge der Fermentation nur geringe Mengen an EGCG enthalten.

Eine ganz besonders wichtige Feststellung ist aber diese, dass im Grüntee organisches Germanium gefunden wurde. Die Anwesenheit von Germanium hängt mit dem Chlorophyll zusammen, bei dem Germanium als Katalysator wirken soll.

Germanium spielt im Bezug auf das biochemische Leben eine ganz wichtige Rolle, denn es erhöht den vom Hämoglobin in den Erythrozyten (weiße Blutkörperchen) transportierten Sauerstoff, wodurch der Sauerstoffvorrat im Zellgewebe größer und die zelluläre Aktivität gesteigert wird. Grüntee kann auch zum täglichen Gesundheitsgetränk werden. Teegenuss anstelle von Kaffeegenuss! Grüner Tee wirkt ausgezeichnet gegen Müdigkeit und geistige Erschöpfung, als Munter- und Wachmacher.

Alle besonderen Eigenschaften des grünen Tees gehen durch die Vergärung auch in den Kombucha über. Es wurde bereits erwähnt, dass Paracelsus viele Heilpflanzen nur in vergorenem Zustand anwendete, um dadurch größere Heilerfolge zu erzielen.

Im Oktober 2007 berichtete die Presse von den unglaublichen Heilerfolgen eines Heidelberger Universitätsprofessors, der seine leukämieähnliche Krebskrankheit, die **systemische Amyloidose** mit grünem Tee erfolgreich behandelt hat.

Er wurde im Jahre 2004 selbst Patient. Er empfing verschiedenste Therapien mit Melphalan und Dexamethasone mit entsprechenden Nebenwirkungen. Nach 14 Zyklen der Medikamente wussten die Ärzte nicht weiter und empfahlen eine Pause.

Professor Hunstein, als eiserner Schulmediziner, trank dann auf Empfehlung ehemaliger Mitarbeiter täglich 1,5 bis 2 Liter grünen Tee, dessen Wirksamkeit, wie bereits erwähnt, sich vermutlich durch EGCG ergibt. Die Ergebnisse waren unglaublich. Sogar seine Herzscheidewand, die durch die Medikamente nicht besser wurde, normalisierte sich. Sein Herz schlug wieder kräftig, seine Zunge war abgeschwollen und seine Lebensqualität trotz seiner 78 Jahre verbesserte sich drastisch. Nun will er, dass dies publiziert wird. „Die Verwissenschaftlichung meines Selbstversuches geht zügig voran“, sagt er mit Genugtuung. Das mit dem grünen Tee wird eine Erfolgsstory!

Auf dem Weg zur Ordnungstherapie

Unser Leben hängt von einer natürlichen Lebens-Ordnung ab, die sowohl vom Körperlichen als auch vom Seelischen ausgeht. Die Ordnungsgesetze des Lebens umfassen neben einer naturgegebenen Nahrung auch jene der Atmung, der Bewegung, der Tagesrhythmen und des seelischen Gleichgewichts.

Nach Dr. Bircher-Benner ist unser Leben ein wohlgeordnetes Geschehen. Die Ordnung des Lebens geschieht nach einem geistigen Schöpfungsprinzip, das zu ergründen uns schwer möglich ist. Das Geschehen dagegen ist der wissenschaftlichen Forschung zugänglich. Die darin umrissenen Ordnungsgesetze des Lebens stellen unvergängliche Richtlinien für die Behandlung und Vorbeugung im **Sinne einer Therapie des ganzen Menschen dar.**

Unser Leben lässt sich nicht mit Physik und Chemie allein erklären, sondern **wir sind mehr als eine hochkomplizierte Maschine oder ein Roboter.** Deshalb sollte ein Arzt auch mehr einschließen als ein reiner Gesundheitsmonteur oder ein Organchemiker, der wie ein Automonteur den Schaden zu lokalisieren und zu beheben hat.

Der Unterschied zwischen einem menschlichen Organismus und einer Maschine ist der: **das Organ wird durch sinngemäße Anstrengung gestärkt, die Maschine aber wird abgenutzt.** Ohne schwache Reize, die anregen, geht es nicht; aber das Trainieren darf nicht zur Überreizung führen, denn sonst gilt die Regel: auf jede Überreizung folgt die Erschöpfung. So sehr im Beginn mancher Krankheit das Prinzip der Schonung vorherrschen muss, **so sehr kommt es nach einer gewissen Schonung darauf an, die Funktionen des Körpers durch steigernde Belastung wieder in Ordnung zu bringen.**

Wird ein Muskel öfter benutzt, passt er sich den Anforderungen an. Bei längerer Passivität, wenn der Muskel nicht gefordert wird, bildet er sich meist wieder zurück.

Die Fähigkeit unseres Organismus, Regulationen, d.h. Ausgleiche zu schaffen, ist ein Charakteristikum des Lebens. **Die Naturheilkunde baut ihre Maßnahmen auf dieser Fähigkeit auf.**

Es geht auch darum, krankheits- und krebsverursachende Lebensgewohnheiten zu verändern oder auch eigenständig zu überwinden und mit neuen Ansätzen und frischer Motivation Gesundheit bewusst zu erleben und aktiv mitzugestalten.

Pfarrer Kneipp wollte sogar **Gesundwerden zu einer sittlichen Pflicht machen.** Er sagte: „Jeder Mensch ist verpflichtet, alles Positive in sich zu entwickeln, soweit das möglich ist. Dies gilt auch von der Gesundheit. Um Gesundheit muss man stets kämpfen und ringen. Sie ist wandelbar, sowohl nach der negativen als auch nach der positiven Seite hin. Gesundheit ist steigerungsfähig."

Die Ordnungstherapie will in ausreichendem Maße zur Entfaltung kommender Ordnungs- und Selbstheilkräfte beitragen, sie stärken und freisetzen.

Die Ordnungstherapie soll ein reibungsloses Funktionieren aller Körpersysteme erwirken, um auch gesund alt werden zu können. Es sollen Defizite überwunden werden. Viele Menschen leiden unter Ungleichgewicht und Übergewicht. Die Ursachen sind Übersäuerung, Mineralmangel, Enzymmangel, Wassermangel, Bewegungsmangel und Harmoniemangel. Gesundheit ist nur möglich, wenn ein Zusammenwirken (Synergismen) von verschiedenen Faktoren ein Milieu schafft, das ein körperliches und seelisches Gleichgewicht ermöglicht.

Eine weitere Möglichkeit, die körpereigenen Regenerationskräfte neu zu mobilisieren und die molekularen Zellstrukturen

Power Tube und Power QuickZap

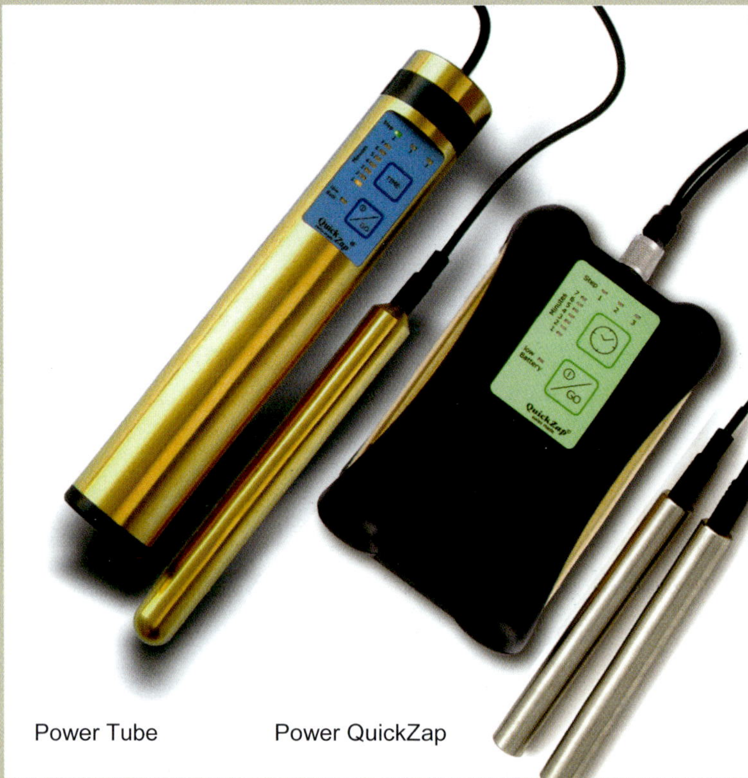

Power Tube Power QuickZap

Die neuen Frequenz-Generatoren **Power Tube** und **Power QuickZap** bauen auf dem QuickZap-Dreifrequenzenprinzip auf und sind unerreicht in ihrer Wirksamkeit.

Sie beherbergen modernste Elektronik.

Beide Geräte sind mit dem europäischen Kennzeichen für Produktsicherheit gekennzeichnet und als Medizinprodukt der Klasse IIA TÜV Rheinland zertifiziert.

unseres Körpers ganzheitlich ins Lot zu bringen, ist die von Elektro-Ing. Martin Frischknecht in der Schweiz entwickelte **Power-QuickZap-Tens-Therapie.** Durch eine mikrozellulare Vibration der **Hilfsgeräte** soll das Körpergewebe in die biologische Ordnung gebracht werden, wodurch Fremdkörper, Bakterien und Viren kein geeignetes Milieu mehr finden und ausgeschieden werden können.

Es gibt so viele Möglichkeiten, die Ordnungstherapie zu unterstützen und auch selbst dazu beizutragen, dass unsere körperliche und unsere geistige Verfassung wieder in Harmonie und ins Gleichgewicht kommen können.

Bei der neuen Power-QuickZap-Tens-Technologie decken drei spezifische Grundfrequenzen mit entsprechendem Obertonspektrum den gesamten Bereich der Erreger ab. Die Frequenzen werden als Step 1 - 3 angezeigt.

Die Ausgangsspannungen sind auch bei niederohmiger Belastung durch den Patienten stabil. Das Ausgangssignal besteht aus einer symmetrischen Wechselspannung, die keinen Ionenfluss durch den Körper bewirkt.

Die Frequenzen der Geräte bewirken **eine Mikro-Vibration und Stimulation des Körpergewebes, welches eine Homogenisierung der molekularen Zellstrukturen zur Folge hat.** Dadurch werden die Zellstruktur und die Moleküle geordnet und es gibt keinen Raum mehr für Infektionen. Erreger werden aus dem Gewebe, aus der Nervenebene und aus der „DNS" „ausgesiedelt", so dass diese geometrisch keinen Platz mehr finden. Sie werden durch viel Wasser, das getrunken werden sollte, dann aus dem Körper ausgeschieden. Wenn in das Trinkwasser noch zusätzlich Sojall-Anolin (eine aktivierte Sole-Lösung) eingesprüht wird, verstärkt sich die Wirkung der Ausscheidung enorm.

Doch die „Power-QuickZap Geräte” haben noch weitere Vorzüge. Dank der zusätzlichen Frequenzen wird die Körperenergie massiv angehoben. Die molekularen Strukturen werden dadurch wieder ins Lot gebracht und Energieblockaden lösen sich.

Die QuickZap-Technologie ist eine Neuentwicklung und geht in der TENS-Technik neue Wege. Nach Jahren der Erfahrung mit der neuen Technik haben sich ausgezeichnete Therapieerfolge realisieren lassen. Die Frequenzkombination hat den Effekt, dass sich die Struktur der Zellen, Moleküle und des Gewebes harmonisiert, also gleichmäßig einordnet und dabei keinen Raum mehr für Erreger lässt.

Damit der Organismus in einem guten Abwehrzustand gegen den Angriff solcher Mikroben ist, ist es erforderlich, dass die zelluläre Schwingungsbewegung einen geeigneten Wert erreicht. Dringen die Viren nun mit dieser niedrigen Schwingungsfrequenz in den Körper ein, so finden sie bei einem gesunden Menschen eine hohe Zellschwingung und damit keinerlei Resonanz. Durch eine niedrige Zellschwingung hat die Zelle dann keine Chance, das Virus als Fremdkörper zu erkennen.

Wenn also Viren eine niedrige Schwingungsfrequenz haben, finden sie bei einer hohen Zellschwingung keine Resonanz und können nicht eindringen. Bei einer niedrigen Zellschwingung (ausgelöst durch Energiemangel und körperliche Schwäche) dagegen haben sie alle Leichtigkeiten. Hier setzt die Möglichkeit der Frequenztherapie ein. Sie kann auch die Zellschwingung stärken und so die Wirksamkeit der Viren ausschalten.

Gesundheit ist in diesem Verständnis die Fähigkeit, durch eine erhöhte zelleigene Schwingung dem Körper die Möglichkeit zu geben, Bakterien, Viren und Parasiten zu widerstehen und nicht in Resonanz mit diesem Gefahrenpotential zu treten.

Eine Studie der Technischen Universität München, durch Prof. Dr. Dr. Harun Parlar, hat grundlegende Erkenntnisse zur Wirkung der Power QuickZap Geräte gebracht. Um die Entgiftungsfähigkeit der Power Tube zu belegen, wählte Dr. Parlar das Gift Chlorphenol aus. Durch die Versuche ergab sich zuerst ein Anstieg, und dann ein beträchtlicher Abfall von 70 Prozent bei nur einer Anwendung von 21 Minuten. Würde die Power Tube regelmäßig angewandt, könnten so auch belastende Gifte aus dem Körper eliminiert werden.

Eine zweite wichtige Erkenntnis war: die Power Tube kann Energie in unsere Zellen bringen. Sie hat, nach Dr. Parlar, Einfluss auf das Enzym 238 (Homoserindehydrogenase), das am Aufbau der Aminosäuren Threonin und Methionin beteiligt ist. Auf diese Weise kann sie dazu beitragen, Energie zu gewinnen, um der Zelle Kraft zu geben, den Stress bewältigen zu können.

Die dritte Erkenntnis ergab, dass die Power Tube das Cholesteryl-Ester-Transfer Protein anreichert und damit größere Partikel der Lipoproteine entstehen, was gleichbedeutend für das Methusalem-Gen für geistige Fitness im Alter wäre.

Dr. Parlar hat auch bestätigt, dass keinerlei negative Wirkungen auf die Zellen entstehen.

Auch im Hinblick auf das Krebsgeschehen kann die Power-QuickZap-Tens-Technologie eine wirksame Hilfe sein. Sie können als Hilfsgeräte auch neben anderen Möglichkeiten einen wertvollen Beitrag leisten. Aus den vielen Erfahrungen, die bereits gemacht wurden, soll das Beispiel einer Anwenderin beschrieben werden:

„Im Verlaufe des Sommers 05 hatte ich vermehrt Magenprobleme und Durchfall, nicht immer, nicht regelmäßig, aber doch so, dass es mich bewog, meinen Hausarzt zu konsultieren. Bei der Darmspieglung sei er jedoch nicht ganz sicher, erklär-

Dickdarm:
Freund oder Feind des Menschen?

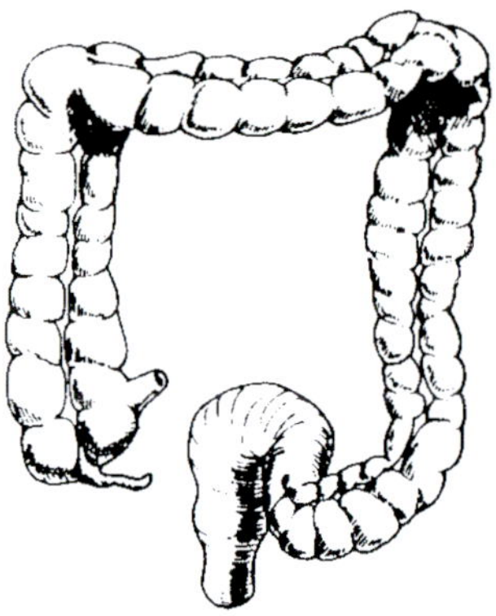

Der Dickdarm

Der Dickdarm kann ein **Schlüssel zur Gesundheit** oder auch eine **Wurzel** und ein Anfang **der meisten Krankheiten** sein.

Die Natur baute am Ende des 7 Meter langen Dünndarms eine große, mächtige Fabrik, den Dickdarm oder Kolon, zur Behandlung und Erschließung der zellulosereichen Teile der Pflanzennahrung auf.

Diese Aufgabe wurde durch eine Symbiose mit Mikroorganismen ermöglicht (u.a. Bacillus bifidus und Bacillus acidofilus). Ständig suchen Mikroorganismen die Fäulnisbazillen in Schach zu halten.

Gelangen jedoch Fleisch, Fisch oder Ei, in denen es von **Fäulnisbazillen** wimmelt, in den Darmkanal, bilden sie bald die Oberhand. So kann bei einem fleischessenden Erwachsenen die Dickdarmflora in der Regel zu 85 Prozent aus Fäulnisbazillen und höchstens zu 15 Prozent aus zellulosezersetzenden Mikroorganismen bestehen.

te der Arzt. Einige Polypen wurden entfernt und einer davon zur näheren Abklärung ins Inselspital eingeschickt. Der Bericht bestätigte anschließend den Verdacht auf ein Karzinoid im Enddarm. Am 25. Oktober 05 bestätigte der Magen-Darm-Spezialist des Spitals Langenthal diesen Verdacht und riet mir, dieses Karzinoid (der Beginn einer bösartigen Tumorbildung, welcher sich im Dickdarm, 8 cm vor dem Anus-Ausgang befindet), operativ zu entfernen. Bei diesem Eingriff könne jedoch die Darmwand verletzt werden, da sich diese Geschwulst an der Darmwand ausgebreitet habe und nicht so einfach abgeschnitten werden könne. Der Operationstermin wurde auf den 16. November 05, also 3 Wochen nach der letzten Untersuchung festgelegt.

Bereits seit der Bekanntgabe des ersten Untersuchungsergebnisses Ende September 05, habe ich begonnen, die Powertube regelmäßiger und intensiver anzuwenden. Täglich habe ich den Unterleib, die Füße und Ganzkörper mit jeweils 3x5 Minuten therapiert.

Der Op-Termin rückte näher und so war es dann soweit. Am 16.11.05 wurde ich unter Narkose gesetzt, um dieses Karzinoid rektal entfernen zu lassen. Knapp aus der Narkose erwacht, hörte ich den Chirurgen meinen Namen rufen: „Hallo, Frau Z., hallo, können Sie mich hören? Es ist ein Wunder geschehen, ich habe nichts gefunden, das rausgeschnitten werden könnte, alles ist so wie es sein sollte! Was haben Sie getan?" Nebst dem Chirurg, waren noch weitere Ärzte anwesend, insgesamt deren drei. „Sechs Augen haben das gleiche Ergebnis gesehen wie ich; habe meinen Augen nicht getraut. Sie können morgen nach Hause gehen. In 3 Monaten bitte ich Sie nochmals vorbeizuschauen, dann wollen wir sehen, ob das Ergebnis weiterhin so ist."

„In meiner ganzen Arztkarriere ist mir so etwas noch nie passiert", sagte der Chirurg abschließend und nochmals nachfragend: „was haben Sie getan?" „Nichts", sagte ich noch halbabwesend, die Narkose noch nicht richtig „verdaut". Bin fest davon überzeugt, dass die Nachuntersuchung für mich positiv ausfallen wird. Der Powertube sei Dank!

Drei Monate später, es war mittlerweile April 2006, wurde ich erneut zu einer Untersuchung aufgeboten. Diese zeigte dann, dass sich am gleichen Ort wie zuvor wieder etwas gebildet hatte, welches einer genaueren Untersuchung bedarf. So wurde ein weiterer Termin vereinbart mit der Auflage, falls etwas Geschwürartiges gefunden werden sollte, das als Vorstufe eines Karzinoms identifiziert werden sollte, dieses dann rektal sofort zu entfernen, diesmal ohne Vollnarkose. Ich willigte hierzu ein und kaum zu Hause angelangt, intensivierte ich erneut die Behandlung mit der Power-Tube mit Ganzkörperbehandlung und speziell wieder rektal (täglich 3x5, diese hatte ich nach dem ersten Erlebnis dann ausgesetzt).

Am 26. Juni 06 war es dann wieder soweit. Ich begab mich ins Spital Langenthal zu einer erneuten genaueren Untersuchung. Das Ergebnis war verblüffend, weniger für mich als für den Chirurgen. „Es ist wie verhext", sagte er nach der Untersuchung. „Wir haben wieder nichts gefunden; es ist unglaublich, kann's einfach nicht verstehen!"

Bin fest davon überzeugt, dass insbesondere die rektale Anwendung dieses positive Ergebnis brachte. Die Powertube wende ich weiterhin regelmäßig, das heißt ca. 3 Tage pro Woche an (jeweils 3x5) für Unterleib, Füße und Ganzkörperbehandlungen."

Weitere Informationen in dem Buch: „Zukunftschance Gesundheit",
G.A. Ulmer Verlag, Tuningen

Krebsmilieu - Krebsprobleme - Lösungsansätze

Aus alternativer Sicht ist der Krebs eine chronische, degenerative Stoffwechselstörung mit Hypoxie (Sauerstoffmangel). Die Ursachen für die Krebserkrankung können sehr vielfältig und eine Summe von Faktoren sein, die uns Menschen aus dem Gleichgewicht bringen. Dabei geht oft dem körperlichen Gleichgewichtsbruch ein seelischer Stresszustand voraus. Psychosozialer Stress kann eine Störung der Abwehrlage des Körpers auslösen durch neurohormonelle Mechanismen, die vom Gehirn ausgehen, bis zur Ausschüttung bestimmter Hormone - unter anderem der Katecholamine.

Niemand zweifelt inzwischen, dass die Krebsentstehung auch ihre psychosoziale Dimension hat. Geistige Konflikte können auch zu einem dauerhaften Stress führen und das Gleichgewicht verändern.

Es wurde bereits schon mehrmals darauf hingewiesen, dass Krankheiten in der Regel nur dann Fuß fassen können, wenn das „Terrain“, also das Milieu oder der Nährboden dafür günstig und geeignet ist. Sicher ist uns bewusst geworden, **dass auch der Krebs sich in einem bestimmten Milieu entwickelt** und sich dann darin ausbreiten kann.

Deshalb dürfte es nützlich sein, sich die negativen Milieufaktoren kurz vor Augen zu führen, um dann auch bewusst das Milieu, bzw. die Stresssituationen zu vermeiden, die die Krebsentwicklung begünstigen. Krebs ist nicht mit einem Tumor gleichzusetzen, auch wenn ein Tumor Krebs bedeutet. Tritt ein Tumor auf, befindet sich der Krebs bereits in einem ernsten Stadium. Die ersten Symptome von Krebs können sich schon viele Jahre früher offenbaren, z.B. **als rheumatische Entzündungen**, Zellstoffwechselschädigungen und ständige Schwächung des Immunsystems.

Zuerst erkrankt ein eng begrenztes Organgebiet, nach und

nach weitet sich die Krankheit aus zu einer allgemeinen Störung der Nerven und des Stoffwechselsystems.

Sicher ist es nicht möglich, umfassend die mannigfaltigen Krebs-Ursachen-Probleme zu beschreiben, da die Mentalität und die Gewohnheiten der Menschen so verschieden sind. Trotzdem hat jeder die Möglichkeit, wenn die Probleme in etwa erkannt werden, auch die Probleme zu lösen. Es muss natürlich genügend guter Wille zur Gesundheit und zur Veränderung vorhanden sein.

Das Wort Problem kommt aus dem Griechischen und bedeutet eine (ungeleistete) Aufgabe oder Frage. Ein Problem an sich ist kein Unglück, sondern **stellt eigentlich eine Herausforderung dar, mit einer bestimmten Lebenslage fertig zu werden und sie zu meistern**. Doch die Lösung von Problemen vollzieht sich zuerst einmal geistig.

Ein Architekt, der ein Haus baut, hat zuerst einen Plan in seinen Vorstellungen bzw. Gedanken und zeichnet ihn aufs Papier. Er sollte natürlich allen Anforderungen entsprechen. Der Weg aus einem Problem in die Lösung **findet also zuerst in den Gedanken statt.** Hier unterscheidet sich der Problemdenker vom Chancendenker.

Man sagt, der Unterschied zwischen einem Chancendenker (Optimisten) und einem Problemdenker (Pessimisten) sei der: **„Der Optimist sieht in jedem Problem eine Lösung; der Pessimist sieht in jeder Lösung ein Problem."**

Ein Chancendenker weiß, dass es eine Lösung geben muss **und macht den ersten Schritt** in die vermeintlich richtige Richtung. Er tastet sich langsam aus den Problemen heraus, indem er den Weg, der am erfolgversprechendsten aussieht, anstrebt und beschreitet.

Allein durch die Aktivität, durch sein Bewusstsein, lässt der Chancendenker gar nicht zu, dass sich ein träge machendes

Zögern einschleicht und er findet überall Lösungen; er wird stark durch seine Verzichts- und Vergebungsfähigkeit. **Er kann loslassen und neu beginnen**, er handelt nach der Regel der Natur: **Alles fließt im Fluss des Lebens.** Er ist auch offen für das Unerwartete und Überraschende. Der Problemdenker dagegen traut sich nicht, meint, das wird sowieso nichts, er sieht Schwierigkeiten über Schwierigkeiten.

Prof. Werner Kollath rät: „Man soll nicht die Vorsorge dem Staat, die Fürsorge dem Arzt und das Alter der Rente überlassen, sondern **muss schon selbst etwas tun, um gesund zu bleiben."** Hier können wir auch noch unsere Möglichkeiten erweitern, um uns vom Krankheitsdenker zu einem Gesundheitsdenker zu entwickeln.

Wenn auch Krebs ein komplexes Ursachengeflecht hat, so kann es doch gelöst werden, wenn Entschiedenheit, Vertrauen und guter Wille entwickelt wird. Wir sollten die Krebserkrankung **nicht als unvermeidliches Schicksal hinnehmen, sondern alles daranzusetzen, die Probleme zu lösen** und, wenn nötig, auch unsere Ernährungs- und Lebensweise konsequent umzustellen sowie auch die Versorgung der Zellen mit Sauerstoff und allen essentiellen Nährstoffen sicherstellen.

Die Heilung geht nicht vom Therapeuten aus, sondern vom Patienten. Der Therapeut zeigt lediglich die Wege aus der Sackgasse, wie es Hippokrates so treffend formulierte: **„Medicus curat, natura sanat.** Der Arzt pflegt - die Natur heilt!"

Die Natur muss heilen und der Patient muss die inneren Heiler mobilisieren und auch geistig aktivieren. Der ganze Mensch muss behandelt werden, damit er stark wird, den Krebs zu bewältigen.

Es ist sehr nützlich, die Probleme, bzw. die Gefahren der Krebserkrankung zu erkennen, um sie dann auch zu bannen und die Probleme, soweit wie möglich, auch lösen zu können.

Ursachen des Krebses

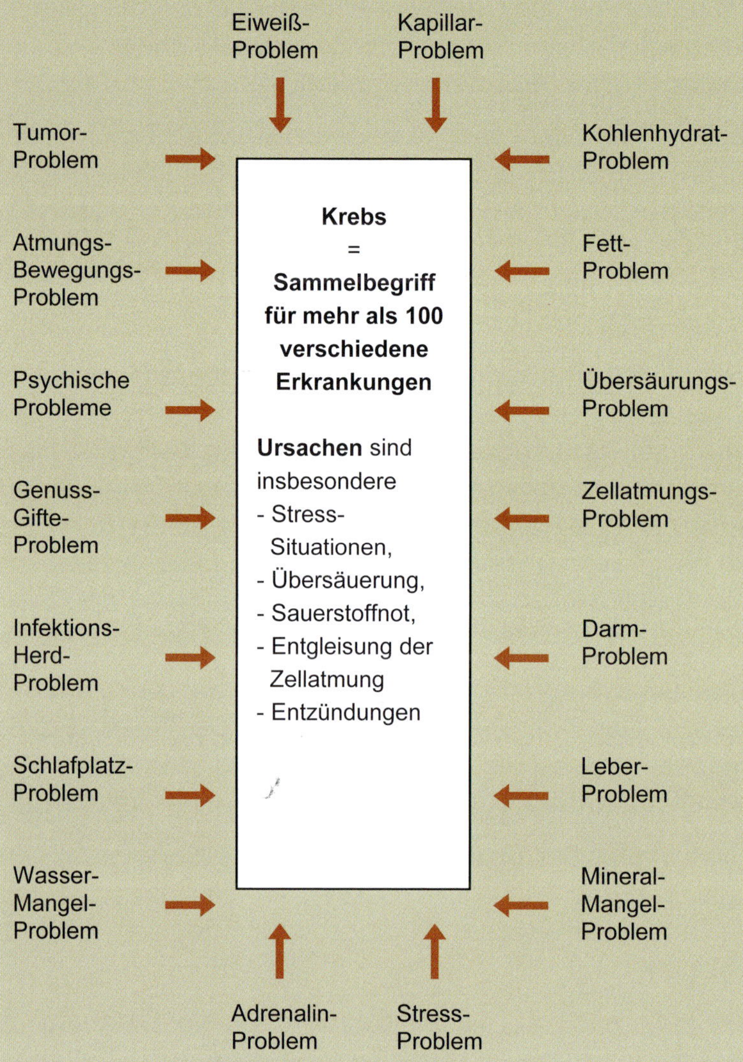

Dies immer in dem Bewusstsein, dass Krebs eine Stoffwechselentgleisung ist, die zum größten Teil mit der Ernährung und mit Dauer-Stress-Situationen zusammenhängt. Hier muss dann auch die Lösung ansetzen.

Das tierische Eiweißproblem, das isolierte-Kohlenhydrate Problem, das hauptsächlich zur Übersäuerung und damit **zur Sauerstoffnot führt,** kann durch eine Umstellung der Ernährungsweise gelöst werden. Die FAO wies nach, dass 35 Gramm Eiweiß täglich für volle Gesundheit ausreichen, heute wird aber das Vierfache aufgenommen. **Dies führt zu einer Eiweißspeicherung in den Kapillaren.** (Kapillaren sind winzige Blut-Haargefäße und die kleinsten Blut-Transportwege mit etwa 150 Tausend Kilometern Länge.) Durch eine Verdickung der Kapillar-Basalmembranen, die dadurch einen Teil ihrer Porosität einbüßen, ergibt sich ein Rückstau für Cholesterin, Insulin und Harnsäure und auch Schwierigkeiten im Abtransport von Körpergiften.

Nach Prof. Wendt kann eine jahrelange Überernährung mit tierischem Eiweiß durch Eiweißfasten zu einem Abbau der überfüllten Eiweißspeicher führen. Nur gesunde Kapillaren mit dem normalen Innendurchmesser garantieren den freien Durchzug der roten Blutkörperchen und die normale Sauerstoffversorgung der Zellen. Der Organismus wehrt sich gegen Giftstoffe. Dadurch ziehen sich die Kapillaren dann zusammen. **Wenn sie sich verengen, werden die Zellen nicht mehr ausreichend mit Sauerstoff versorgt.**

Das Zellatmungsproblem fordert ein konsequentes Zuckerfasten und hochungesättigte Fettsäuren, die der Körper für die Atmungsfermente benötigt. Nach Dr. Heinrich Jung „gibt es nur eine einzige Ursache für Krebs, die geschädigte Zellatmung, **aber doch viele verschiedene Ursachen für die Schädigung der Atmung.“**

Eine große Beachtung sollte aber auf das Darmgeschehen gelegt werden. Bei den meisten Übergewichtigen ist ein träger Darm vorhanden und damit eine Dysbakterie, d.h. **eine falsche Zusammensetzung der Darmflora.** Mit der Fleischkost tritt bei der Darmbakterienflora eine Veränderung ein: die normale Gärungsflora geht in eine Fäulnisflora über und damit gerät das Ökosystem Darm aus den Fugen. Über die Lymph- und Blutbahn können dann schnell schädliche Pilze und Mikroben in alle Körperregionen eindringen.

Nach neuesten Erkenntnissen sind 80 Prozent des Immunsystems im Darm assoziiert. **Deshalb könen wir nur unsere Abwehrkraft erhalten, wenn wir unsere Darmflora in Ordnung bringen.** Sehr wichtig sind dabei Ballast- bzw. Faserstoffe und genügendes Wassertrinken. Wenn der Darm mit Fäulnisbakterien gefüllt ist, können Entzündungen entstehen, die die Schleimhäute schädigen und Geschwüre bilden können; Krebs kann dann die Folge sein. Darüber wurde bereits im Kapitel Krebs und Darmflora berichtet.

Dr. Dirk-Ingo Wolfrum, Habichtswaldklinik: „Wir raten zu laktovegetarischer Vollwertkost und 40 Minuten Bewegung täglich."

Die Sauerstoffversorgung des Körpers ist von einer wesentlichen Bedeutung in der Überwindung des Krebses. Durch körperliche Bewegung, Gymnastik, Sport, lässt sich das Sauerstoffangebot verbessern, ebenso kann auch vertiefte Atmung zur Stärkung des Immunsystems beitragen.

Sehr zu beachten ist auch eine natürliche Stoffwechselaktivierung durch genügend Vitamine, Mineralstoffe, Enzyme und Antioxidantien. Gerade die milchsauer vergorenen Produkte können - wie bereits erwähnt - eine wertvolle Hilfe sein. Nicht zu vergessen ist natürliches Vitamin C, da es in die Zentralstellen des Energiestoffwechsels eingreift und ein wichtiger

Faktor für die normale Funktion der Zellatmung ist. Vitamin C regelt den Einbau des Eisens aus der Nahrung und ist auch in den Mitochondrien eingebaut. Es ist ein Super-Regulator im Stoffwechselgefüge.

Eine wichtige Aufgabe liegt darin, insbesondere das Stressproblem zu lösen. Schon seit langem sehen Wissenschaftler einen engen Zusammenhang zwischen seelischem, körperlichem und umweltbelastendem Stress und Krebs. Wenn ein Mensch andauernd und ohne Entspannungsphasen der Stress-Spannung ausgesetzt ist, kann es zu einem Adrenalinmangel kommen, was zu einem Insulinismus und damit zu Zellgärung oder übermäßigen Zellteilungen führen kann. Übermäßiger Stress entsteht im allgemeinen aus dem Missverhältnis zwischen persönlichen Erwartungen und dem Umfeld, in dem man lebt.

In unserer leistungsorientierten Gesellschaft, in der wir es gewöhnt sind, Ziele zu erreichen, indem wir zugreifen und festhalten, haben wir vielfach das Loslassen verlernt.

Wenn wir im Getriebe des Alltags die Kraft besitzen, loszulassen, um so weit wie möglich in die innere Ruhe zu kommen, trägt dies sehr dazu bei, unsere Seele zu stärken. Dies verhilft uns dann zum Sieg auch über die negativen Züge und Neigungen unserer persönlichen Natur. So können wir, trotz aller Stressoren, einen ganz wesentlichen Beitrag für unsere Gesundheit leisten.

Ein besonderes Problem, das noch zu beachten wäre, sind schleichende Entzündungen durch versteckte Herde, durch Narben und tote Zähne. Dies soll im nächsten Kapitel noch besprochen werden.

Entzündungsherde und ihre Folgen für Krebs

Die Erkenntnis, dass im menschlichen Körper **im Verborgenen Entzündungsherde schwelen können,** die von einem aus den Fugen geratenen Immunsystem nicht mehr erfolgreich bekämpft werden können, ist allgemein bekannt. Dass solche Entzündungen aber an der Verbreitung vieler Krankheiten bis hin zum Krebs offenbar maßgeblich beteiligt sind, ist weniger bekannt.

Nach Prof. Alfred Brauchle „bedeutet Entzündung Kampf gegen Bakterien und Viren, Entgiftung der von ihnen ausgeschiedenen Toxine und schnelle Ausscheidung derselben sowie erhöhte Verbrennung innerhalb der Gewebe und damit Beseitigung und Ausscheidung der örtlich abgelagerten Schlacken. **Haben Fieber und Entzündung ihr von der Natur vorgeschriebenes Ziel erreicht, dann ist nicht nur der Angriff überwunden, sondern auch die gesundheitliche Gesamtlage des Organismus besser geworden.** Die fieberhafte und entzündliche Krankheit kann ein Weg sein zu einer besseren Gesundheit."

Eine Entzündung läuft in der Regel so ab: Die entzündete Stelle schwillt an, rötet sich stark als Folge einer Gefäßerweiterung, ausgelöst durch Histamin, das zu den Gewebshormonen gezählt wird. Als Folge der örtlichen Stoffwechselsteigerung entsteht eine Wärme; außerdem kann es auch noch zu einer Schwellung und zu Schmerzen kommen.

An sich soll die Entzündung eine Heilentzündung sein. Sie stellt eine Abwehrreaktion des Körpers bzw. seiner Gewebe gegen verschiedenartige Reize dar. Der Entzündungsvorgang des Körpers ist sozusagen eine Antwort des Körpers **auf eine schädigende Wirkung** bakterieller, mechanischer, chemischer oder thermischer Natur, die hierdurch wieder beseitigt oder unwirksam gemacht werden soll.

Viele Entzündungen werden von einem gesunden Körper bewältigt, jedoch bei einem geschwächten Körper mit **schwachem Immunsystem** kann eine normalerweise harmlose Entzündung zu größeren gesundheitlichen Problemen führen. Wenn die Abwehrkraft des Körpers überfordert ist, **bleibt nicht mehr genügend Abwehrkraft übrig,** um etwaige Fremdstoffe durch eine akute Entzündung aus dem Körper auszuscheiden. Die Folge ist schließlich eine chronische Entzündung. Auch freie Radikale leisten einen schädigenden Beitrag bei chronischen Entzündungen.

Durch eine gezielte Ernährung ist es möglich, den Entzündungsstoffwechsel zu beeinflussen. **Es gibt Nährstoffe, die entzündungsfördernd und andere, die entzündungshemmend wirken.**

Die schubweise auftretenden Entzündungen werden durch eine gesteigerte Bildung von Entzündungsvermittlern ausgelöst, **die alle aus einer mehrfach ungesättigten Fettsäure, der Arachidonsäure, entstehen.**

Diese Ausgangssubstanz für alle Botenstoffe der Entzündungen findet sich ausschließlich in Lebensmitteln tierischer Herkunft. Die Menge der im Körper vorhandenen Arachidonsäure bestimmt die Anzahl der Entzündungsvermittler und **damit auch die Stärke der Entzündungen.**

Die Entzündungsmediatoren werden Eicosanoide genannt, zu denen auch die Prostaglandine gehören.

Eine Vermindernung der Arachidonsäure kann somit zu einer Besserung des Krankenverlaufs beitragen. Dies gelingt am einfachsten durch eine vegetarische Kost.

Je weniger Arachidonsäure mit der Nahrung zugeführt wird, desto weniger Entzündungsmediatoren können gebildet werden. Werden keine zusätzlichen, entzündungsfördernden Prostaglandine mehr gebildet, lassen die Schmerzen

Die Bildung der Eicosanoide

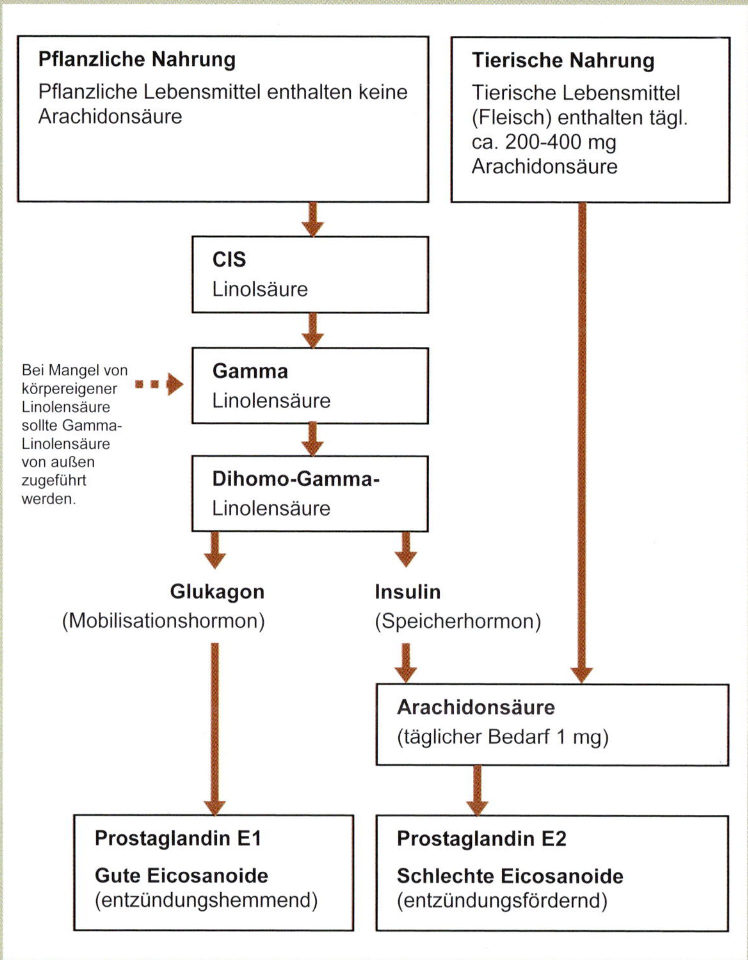

Gute Eicosanoide: Prostaglandine E1
Schlechte Eicosanoide: Prostaglandine E2, Leucotriene, Thromboxane und Lipoxigenasen

Gute Eicosanoide wirken auf die Blutzirkulation, auf die Haut, auf das Drüsen- und Immunsystem und auf die Muskelfunktionen (z.B. Prostaglandine). Ab 65 Jahren nur noch 1/3 gute Eicosanoidbildung.

und auch die Entzündungen nach. Prostaglandine spielen also eine pathophysiologische Rolle bei der Entstehung von Fieber, Schmerzen und Entzündungsprozessen. **Durch eine gezielte Ernährung ist es möglich, den Entzündungsstoffwechsel zu beeinflussen.**

Der Bedarf, den unser Körper an Arachidonsäure hat, liegt täglich bei etwa 1 Milligramm. Mit der üblichen Fleischkost werden aber rund 200 bis 400 Milligramm aufgenommen, die zu ungefähr 90 Prozent in die Körperzellen gelangen, das ist etwa die zweihundert- bis vierhundertfache Menge.

Vegetarische Kost enthält keine Arachidonsäure und kann deshalb auch bei Rheumaleiden und Allergien hilfreich sein.

Der Entzündungsprozess bei Erkrankungen kann nur fort bestehen, weil bestimmte Gewebshormone die entzündlichen Reaktionen unterstützen und unterhalten. Doch es gibt auch **Gewebshormone, also Prostaglandine, die entzündungshemmend wirken und die als natürliches Cortison eingesetzt werden können.**

Diese Prostaglandine werden aus der Gamma-Linolensäure gebildet. Untersuchungen in Südafrika haben ergeben, dass die Gamma-Linolensäure, z.B. im Nachtkerzenöl, Borretschöl, Schwarzkümmelöl, Traubenkernöl, Hagebuttenkernöl usw. das Wachstum der Krebszellen reduzieren kann. Die Gamma-Linolensäure sei in der Lage, den bösartigen Prozess umzukehren oder zu verzögern.

Gamma-Linolensäure wird umgebildet zu dem Gewebshormon Prostaglandin-E1, das eine große Wirkung auf das Immunsystem ausübt, indem es die T-Zellen stimuliert und die Zellmembranen gesund erhält.

Neben Gamma-Linolensäure benötigt unser Körper zur Produktion ausreichender Prostaglandin-E1-Mengen auch Vitamin C und Vitamin B6 sowie Zink.

Krebszellen produzieren große Mengen an Prostaglandinen der Serie 2; sie sind aber nicht in der Lage, Prostaglandine der Serie 1 zu bilden.

Sehr wirkungsvoll ist Schwarzkümmelöl. Wenn mittags vor dem Essen etwa 1 Teelöffel auf die Zunge genommen und dann zusammen mit etwas Aloe Vera Saft, der auch eine entzündungshemmende Wirkung (natürliches Cortison) hat, genommen wird, können Entzündungen zurückgehen und die Patienten können, je nach Situation schmerzfrei werden. Und dies alles ohne Nebenwirkungen. Allerdings muss dann die Ernährung so ausgerichtet sein, **dass keine größeren Mengen an Arachidonsäure durch die Nahrung aufgenommen werden.**

Ohne eine Umstellung auf vollwertige, vegetarische Ernährung wird es wohl nicht möglich sein, Entzündungen zu vermeiden. Diese entwickeln sich im Grunde genommen als Regulationsstörungen im Körper.

Was als Entzündungsparameter für die Krebsentwicklung mit einbezogen werden sollte, sind sogenannte versteckte Herde und auch Narben. Ein solcher Störherd kann sich fernab vom Krankheitsgeschehen befinden, z.B. an Mandeln, Zähnen, Nasennebenhöhlen, Ohren und Augen, sowie an früheren inneren erkrankten Organen, an Narben als Folge einer Operation, Verletzungen oder Eiterungen oder auch an Kriegsnarben.

Ein beschädigter Zahn, dessen Nerv gezogen und dessen Wurzelkanäle hermetisch abgedichtet wurden, kann während seines langsamen Zerfalls ein Leichengift absondern.

Der Krebsarzt Dr. Issels stellte fest: „80 von 100 Krebskranken hatten Giftherde von „toten“ Zähnen als auch von funktionstoten Mandeln. Die Sauerstoff-Verwertung wird durch solche Gifte um 1/3 bis maximal 9/10 erniedrigt.“

Ein saures Milieu regt vermehrt **Mastzellen an, die Histamin ausschütten und damit Auslöser von Entzündungen werden.** Dies ist sehr bedenklich, da, wie bereits erwähnt, 90 Prozent der Deutschen zur Kategorie saurer Mensch gehören sollen.

Das Histamin bewirkt eine Weitstellung der Blutgefäße (rascher Blutdruckabfall), erhöht die Durchlässigkeit der Zellmembranen und lässt die Haut und die Schleimhäute anschwellen, wodurch Schleim im Übermaß abgesondert wird. Länger andauernde Entzündungen können Schleimhäute beschädigen und als Folge Geschwüre und Krebs auslösen.

Die Zufuhr von Histamin erfolgt meistens über die Ernährung: tierisches Eiweiß, Fleisch, Fisch, Eier usw. Einem Schokoladenfreund könnte neben Histamin auch noch Tyramin allergische Symptome bescheren. **Histamin kann auch durch Wassermangel (Dehydrierung) ausgelöst werden.**

Zusammenfassend ist zu sagen: Bei Entzündungen spielen Arachidonsäure und auch Histamin eine wichtige Rolle. Da bei der Umwandlung der Arachidonsäure zu den Entzündungsvermittlern Sauerstoffradikale eine wichtige Rolle spielen, können diese durch sogenannte Antioxidantien abgefangen werden. So unterbleibt die Bildung der Entzündungsstoffe.

Wirksame Radikalenfänger sind Vitamin E, Vitamin C, Beta Carotin, Sekundäre Pflanzenstoffe, Selen, Mangan und Zink. Die heutige vermehrte Radikalbildung kann durch ein verstärktes Vitamin- und Antioxidantien-Angebot bzw. durch eine bewusste vitaminbetonte Ernährung reduziert bzw. neutralisiert werden.

Wer heilt hat recht

Ein Wissenschaftlerteam der Universitäten Jena und Potsdam hat bewiesen, dass bei Dickdarm- und Leberkrebs, wenn die Krebszellen von Gärung wieder zur normalen Nutzbarkeit des Sauerstoffs angeregt werden, der Tumor aufhört zu wachsen. Die Studie wurde 2006 im Fachmagazin „Human Molecular Genetics" veröffentlicht.

Es gilt natürlich, zuerst das Energiedefizit durch Vitalstoff-Nahrung auszugleichen und die Ernährung umzustellen. Die Ernährung umstellen heißt auch, sein Leben umstellen.

Es ist notwendig, den Weg zu verlassen, der zur Krebserkrankung geführt hat. Im Gegensatz zur Schulmedizin zielt die biologische Krebstherapie nicht in erster Linie auf die Tumorerkrankung ab, **sondern es sollen Maßnahmen getroffen werden, alles Belastende zu beseitigen und die im Menschen wohnende Abwehrkraft zu stärken.** Der bekannte holländische Krebs-Arzt, Dr. Cornelius Moerman hat nach vielen Versuchen auch mit seinen Brieftauben den unwiderlegbaren Beweis erbracht, dass für eine normale Zellatmung acht Stoffe - und zwar die Vitamine A, B-Komplex, C und E sowie Zitronensäure, Jod, Schwefel und Eisen in der Nahrung enthalten sein müssen.

Dr. Moerman kam im Hinblick auf die Bekämpfung des Krebses durch seine durchgeführten Versuche zu folgender Schlussfolgerung: „Krebs beruht auf einer Entgleisung des Stoffwechsels, vornehmlich auf vermindertem Oxidationsvermögen und versuchten Gärungsprozesses; also auf einem Abbau von Kohlenhydraten ohne Beteiligung von Sauerstoff, unter Bildung von Milchsäure.

Krebs ist also keine lokale Krankheit, sondern eine Krankheit des gesamten Organismus. Der Tumor ist lediglich ein Symptom dieser Erkrankung. Die eigentliche Ursache ist die Entgleisung des Stoffwechsels und damit der Ausfall des Unterdrückers. Man muss also versuchen, den Stoffwechsel wieder zu normalisieren.”

Der erste Patient, den Dr. Moerman nach seinen abschließenden Versuchen mit seiner Diät behandelte, war Leendert Brinkman. Nach der ärztlichen Diagnose befand sich bei ihm der Tumor in der Leistengegend und am Oberschenkel; eine sofortige Operation wurde veranlasst.

Der Chirurg, Prof. Dr. Vos, äußerte sich dazu: „Brinkman habe ich operiert. Bei dem Tumor handelt es sich um Krebs, der bereits in den Beckenbereich vorgedrungen war, so dass ich ihn nicht entfernen konnte. Ich habe die Wunde also wieder geschlossen, ohne den Tumor entfernt zu haben. **Wenn die Fäden gezogen sind und die Wunde verheilt ist, kann Brinkman zum Sterben nach Hause entlassen werden.**

Daraufhin stellte Dr. Moerman ihm frei, sich mit den ihm jetzt bekannten acht Vital-Stoffen und **einer speziellen Diät ohne Fleisch, Fisch oder Geflügel und ohne Zucker usw. einer Behandlung zu unterziehen und bat ihn um sein Einverständnis.**

Daraufhin antwortete er: „Herr Doktor, ich weiß, dass mein Zustand hoffnungslos ist, aber bei Gott ist nichts unmöglich. Ich bin überzeugt, dass Sie alles Menschenmögliche für mich tun werden. Sollte mir die Behandlung nichts nutzen, so diene ich Ihnen mit meinem kranken Körper doch wenigstens bei der Suche nach Mitteln und Wegen zur Lösung des Problems.“

Ein Jahr später konstatierte der Chirurg seine völlige Genesung!

Dr. Moermann erklärt: „Man stelle sich einmal das menschliche Leben als zweipolige Vertikale vor; dann bezeichne ich den oberen Pol als Vitalität, den unteren als Mortalität. **Solange sich die Vitalität zu behaupten vermag, wird die Mortalität**

zurückgedrängt und unterdrückt. Sinkt jedoch die Vitalität, so bedeutet dies – wieder auf die Vertikale bezogen –, dass der Unterdrücker der Mortalität entfällt. Was hat das zur Folge? Der Aufruhr im Körper, die Umstellung beginnt. **Die konstruktiven Kräfte des Vitalitätspols büßen ihre Macht ein; und die destruktiven Kräfte des Mortalitätspols drängen nach oben** und versuchen, die Herrschaft über den Organismus zu erringen. Zu den destruktiven Kräften gehören Mikroorganismen einschließlich Viren, aber auch Fehlernährung."

Dr. Moerman fasst zusammen: „Jeder Mensch hat ein Anrecht auf Gesundheit, d.h. auf ein funktionstüchtiges Abwehrsystem und ein optimales Regenerationsvermögen. Überlegt man weiter, dass sich im gesunden Körper Krebs bildet, dann muss man sich doch fragen, ob nicht Lebensmittel krebshemmend wirken oder anders herum, ob nicht **eine dauernde Fehlernährung die Entstehung und Wucherung von Krebszellen fördert. Mit dieser Frage steht oder fällt mein gesamtes Lebenswerk. Wenn ich recht habe, wäre dieses Recht ein Geschenk an die Menschheit, das nicht mit allem Gold der Welt aufzuwiegen ist**."

Ebba Waerland schreibt darüber: „Im Gegensatz zur Schulmedizin, zielt die biologische Krebstherapie nicht allein auf die Tumorerkrankung ab, sondern es werden Maßnahmen getroffen, die Grundlage der Krebsentstehung zu beseitigen. Krebs ist eine typische Degenerationskrankheit, **die durch falsche Kost und falsche Lebensführung verursacht wird.** Zu den krebsauslösenden Faktoren müssen wir alle Nahrungsstoffe rechnen, die mit Chemikalien behandelt wurden oder durch Kochen oder Einmachen ihrer Mineralien und Vitamine beraubt wurden, sowie animalische Nahrung von Fleisch, Fisch und Ei. Sie alle enthalten das im Blut und in den Geschwulsten sämtlicher Krebskranker vorkommende sogenannte „grundlegende" Toxin Cholesterin."

Zahlreichen Inhaltsstoffen von Gemüse und Obst (wie Vitamine, Mineralstoffe, Ballaststoffe, sekundäre Pflanzenstoffe) werden krebsschützende Eigenschaften zugesprochen. Diese beruhen insbesondere auf ihrer Fähigkeit des Abfangens von freien Radikalen und ihrer antioxidativen Wirkung.

Zur Basisbehandlung einer Krebserkrankung gehört natürlich die Entgiftung und Ausleitung. Dies muss das erste Ziel einer Therapie sein sowie durch Umstellung der Zivilisationskost dem Tumor seinen Treibstoff zu entziehen. Wie bereits erwähnt: „Der Tumor lebt vom Eiweiß und die Krebszelle hungert nach Glukose." Fortan sollte delikat zubereitete Rohkost zu jeder Mahlzeit serviert werden sowie Vollkorn- und Sauermilchprodukte. Völlig fleisch-, wurst- und eifreie Ernährung ist unbedingt zu berücksichtigen.

Damit ist eine Stoffwechselverbesserung und gleichzeitige Regelung eines vielleicht vorhandenen Übergewichtes eingeschlossen und trägt zur Regulierung des Stuhlgangs und der Darmflora bei.

Das Ungleichgewicht zwischen Radikalenfänger und Radikalenbildung ist ein Phänomen bei der Krebserkrankung, dem durch Zugabe von Radikalenfängern mit Mikronährstoffen begegnet werden kann.

Paracelsus

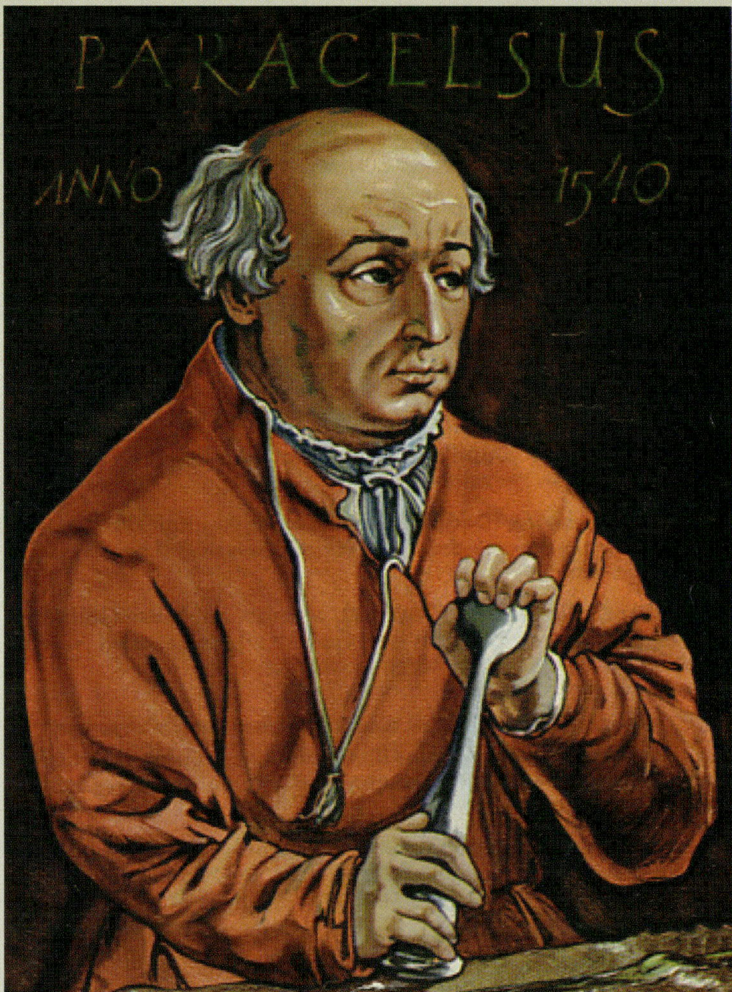

Paracelsus (1493-1541)

Paracelsus strebte als Arzt eine grundlegende Reform der Medizin an.

Vom Krankheitsmilieu zum Gesundheitsmilieu

Für eine gesunde Zukunft benötigen wir auch eine wahres Gesundheitsmilieu, das aus körperlichem und seelischem Gleichgewicht besteht, aus Vitalität und Harmonie.

Paracelsus war überzeugt: „Wenn eine Harmonie im menschlichen Körper gestört ist, entsteht die Krankheit. Die Ursachen der Krankheit entstehen nicht nur im Materiellen, sondern auch im Geistigen. Deshalb muss bei jeder Therapie der ganze Mensch und niemals das einzelne Organ und auch nicht das einzelne Symptom allein behandelt werden. Kein Organ kann für sich allein tätig sein, sondern immer nur im Zusammenhang mit dem ganzen Körper. Eine Heilung kann nur da zustande kommen, wenn alle Organe sich gemeinsam in den Dienst der Abwehr stellen.

Es sollten keine Mittel verwendet oder angewendet werden, die die natürlichen Heilungsbestrebungen des Körpers hemmen oder stören. Gerade die Wiederherstellung der Abwehrkräfte unseres Organismus sollen gefördert werden, um die Gesundheit zu ermöglichen oder wieder zu gewinnen."

Wir besitzen drei Lebensenergie-Ebenen: Körper - Seele und Geist - die miteinander verbunden sind. Die Krankenbehandlungen befassen sich in der Regel ausschließlich mit der körperlichen Ebene, während das Gesundheitsmilieu alle drei Ebenen einschließt. Meist entsteht die Krankheit, wenn in mindestens zwei der drei Ebenen das Gleichgewicht verschoben ist. Die entscheidende Reaktion ist also, das Gesundheits-Milieu, also das Gleichgewicht sowohl im Körper als auch in der Psyche wieder herzustellen.

Konventionelle Verfahren, z.B. in der Krebstherapie, beeinflussen den Prozess der Erkrankung; das Körpermilieu wird dabei zum Teil verschlechtert. Naturheilkundliche Verfahren beeinflussen den Prozess der Gesundung - sie führen zum Gleichgewicht und zur Harmonie - aber das Krankheits-Milieu muss verändert werden. Doch dabei sind einschneidende Verzichte fällig, die das Gleichgewicht wieder herstellen können.

Wie soll eine Krankheit geheilt werden, wenn nicht die Ursachen, das Milieu, das die Krankheit hervorgebracht hat, beseitigt wird. Mit einer Medizin wird sicher nur das Symptom beseitigt, aber nicht das Milieu verändert werden können.

Eine wesentliche Ursache der Krankheit kann auf der materiellen Ebene (Ernährung) durch Übersäuerung liegen. Ursachen können aber auch von geistigen Konflikten herrühren und somit das Gleichgewicht verändern, ebenso auch von Umwelteinflüssen, denen man dann weitgehend ausweichen sollte, um den Stressbelastungen zu entgehen.

Nur eine ganzheitliche Therapie auf körperlicher Ebene - Entgiftung, Entsäuerung, Stoffwechselregulierung und Ernährungsänderung - auf geistiger Ebene - Konfliktlösung und Stressbewältigung - und auf seelischer Ebene - Verzichten, Vergeben und Loslassen, bringt die Harmonie und das Gleichgewicht zurück.

Es bedarf eines reibungslosen Funktionierens aller Körpersysteme, um auch gesund zu bleiben. Es gilt das Zuviel (Säure, Phosphor) abzubauen und das Fehlende (Mineralien, Vitamine, insbesondere B-Vitamine) zu ergänzen.

Wir können nur ins Gleichgewicht kommen und Heilung erlangen, wenn wir das übersaure Milieu sowohl des Körpers als auch des Geistes verändern und sanieren.

Die Wiederherstellung des normalen Zellatmungsprozesses kann nur stattfinden, wenn der Blutsäuregrad durch vollwertige, antioxidantienreiche Nahrung, ohne denaturierten Zucker und Kohlenhydrate, normalisiert worden ist; ergänzt mit Milchsäuregärungsprodukten wie Buttermilch, Sauermilch, Schwedenmilch, Sauerkraut, Saft von Roter Bete, Quark, Kefir, fermentierten Vollwert-Getreideprodukten usw.

Eine gesunde Ernährung ist eines der wichtigsten Mittel zur Krebsvorbeugung. Wir selber können entscheiden, ob unsere Nahrung gesund ist oder nicht. Da das Krebsproblem als Stoffwechselentgleisungskrankheit eng mit der Nahrung verknüpft ist, tragen wir selbst in vielen Fällen die Verantwortung dafür, ob wir krebskrank werden.

Krebs wird durch einen entgleisten Stoffwechsel ausgelöst und **kann auch nur durch einen wieder ins Lot gebrachten Stoffwechsel geheilt werden.** Prof. Dr. Zabel sagte einmal auf die Frage, ob der Krebs vererblich sei: „Nein, aber der Kochtopf und die Rezepte werden vererbt." In den sogenannten Krebsfamilien sind es eben die gleichen Lebensgewohnheiten oder die gleichen Umweltbedingungen (Bettplatz), die gefährlich sind.

Nur wenn wir verstehen, dass Krebs nichts Bösartiges ist, sondern ein energetisches Problem, das wir auch energetisch behandeln und damit heilen können, wird das Wort Krebs seinen Schrecken verlieren. Dazu braucht es aber von unserer Seite wirklich Energie, Mut und Entschlossenheit und Bereitschaft, Verantwortung zu übernehmen.

Dass ein Tumor nicht am Anfang, sondern am Ende des Krebsgeschehens steht, bedeutet, dass ein Tumor keine Lokalerkrankung ist, sondern nur das lokale Symptom einer chronischen Allgemeinerkrankung (Dr. Szilvay).

Die fünf Säulen einer biologischen Krebsabwehr wären:

1. Die Psyche stärken

2. Die Ernährung umstellen

3. Den Stoffwechsel aktivieren

4. Das Wohnumfeld sanieren

5. Die Abwehr mobilisieren, einschl. Bewegung und Sport

Gesundheit ist nur möglich, wie schon erwähnt, wenn ein Zusammenwirken von verschiedenen Faktoren **ein Milieu schafft, das ein körperliches und seelisches Gleichgewicht ermöglicht.** Glaube und Vertrauen geben eine Atmosphäre der Geborgenheit, der Zuversicht und der Hoffnung, die durch sich selbst wirkt, so dass Schädigungen des Immunsystems geringer ausfallen dürften, als bei Menschen, die den Glauben nicht haben. Der Glaube mobilisiert auch zu Anstrengungen, bei noch nicht sofort sichtbaren oder greifbaren Erfolgen.

Are Waerland schrieb schon vor über 50 Jahren:

„Gesundheit ist keine isolierte Eigenschaft, die man ohne Anstrengung erlangt und etwa so verwahren kann, wie man eine Summe Geldes in einem Geldschrank einschließt. Sondern sie ist etwas hochgradig Flukturierendes, Pulsierendes, Vibrierendes - ähnlich einem Orchester mit tausend Lebensfaktoren als Saiten, dem menschlichen Körper als Klangboden und der Menschenseele als Dirigent.

An jedem Einzelnen von uns liegt es, sein Orchester zu wählen, die Saiten der Instrumente zu spannen, den Taktstock zu ergreifen und das Ganze zu dirigieren.

Die Musik, die jeden Nerv unseres Körpers vibrieren lässt, die unseren Sinn tagtäglich mit immer größerer Freude und vollkommener Harmonie erfüllen kann; die unserer Seele Flügel schenkt und unseren Geist über das Erdgebundene hin zu dem Zeitlosen, Ewigen erhebt, ist geistige und körperliche Gesundheit."

VERTRAUEN WIRKT WUNDER.

WIRF DEIN VERTRAUEN

JEDEM HINDERNIS ENTGEGEN,

WIRF DEINE VORSTELLUNGSKRAFT

UND DEINEN GLAUBEN

GEGEN DEINE SCHWIERIGKEITEN.

MIT ANDEREN WORTEN:

WIRF DEINE GANZE KRAFT

ÜBER DEINE HINDERNISSE,

UND DEIN SELBST

WIRD SIE ÜBERWINDEN.

ERWARTE DAS BESTE,

NICHT DAS SCHLIMMSTE,

UND DIE WÜNSCHE DEINES HERZENS

WERDEN SICH ERFÜLLEN.

Norman Vincent Peale

Quellenverzeichnis

Asbach-Hoppe/Ulmer: Gesundheitselexier Kombucha, G.A. Ulmer Verlag, Tuningen
Batmanghelidj, F.: Wasser - die gesunde Lösung, VAK Verlag, Kirchzarten
BIO 98/3, Wolfram, Dirk-Ingo, Dr.: Krebs, was wirken kann
Breuß, Rudolf : Krebs / Leukämie, Walchner KG, Wangen im Allgäu
Claußnitzer, Wolfgang: Krebserkrankungen naturheilkundlich behandeln, NHP Görlitz
Comed 10/06, Baklayan, Alan: Krebs und Blutparasiten
Comed 5/00, Hirnreise, Lothar: Krebstherapie des 21. Jahrhunderts
Day, Phillip: Krebs - Stahl, Strahl, Chemo & CO, Credence Publications, Tonbridge, UK
Endrös, Robert, Dipl.-Ing.: Die Strahlung der Erde und ihre Wirkung, Ulmer Verlag
Endrös, Robert: Dipl.-Ing., Krebs - ein geobiologisches Phänomen, Vortrag Eberbach
Forstra Mitteil. Nr. 69 1.8.84, Kempe, E. Dr.: Gedanken eines Arztes über Krebs
Fryda, Waltraut, Dr.: Diagnose: Krebs, Books on Demand GmbH, Norderstedt
Hartmann, E. Dr.: Krankheit als Standortproblem, Haug Verlag, Heidelberg
Heilpraktiker Volksheilkunde 3/04, Lück, Heike: Ernährung und Krebs
Hemerka, Gertrud, Dr.: Strahlungsfeld und Krebs, Wetter-Boden-Mensch, 4/96
Hoffmann, Klaus-U., Dr.: Rette dein Immunsystem - Die Krebsstory, Vier Flamingos
Kanne, Wilhelm: Krebs und Krieg, ein Stoffwechselproblem, Deni Verlag, Thannhausen
Komplement. Integr. Medizin 4/09, Kersten, Wolfram Dr.: Paradigmenwechsel Verständnis chronischer Zivilisationskrankheiten
Kremer, Heinrich, Dr. med.: Die stille Revolution der Krebs- und AIDS-Medizin, Ehlers Verlag GmbH, Wolfratshausen
Kübler, Ulrich, Dr.: Krebs wird heilbar, Wissenschaftsverlag E. Stepien, München
Kuhl, Johannes, Dr. med., Dr. phil.: Schach dem Krebs, Humata Verlag, Bern
Kuhl, Johannes, Dr. med., Dr. phil.: Über eine erfolgreiche Arznei- und Ernährungsbehandlung gutartiger und bösartiger Geschwülste, Humata Verlag, Bern
Kuhl, Johannes, Dr. med., Dr. phil.: Dichtung und Wahrheit auf dem Krebsgebiet, Medizinalpolitischer Verlag, Hilchenbach
Kuklinski/Lunteren: Neue Chancen, LebensBaum Verlag, Bielefeld
Lebedewa, Tamara: Krebserreger entdeckt, Driediger Verlag, Hagen
Lebensträume 01/07, Dahlke, Rüdiger Dr.: Krebsansicht der deutenden Medizin
Leibold, Gerhard: Entschlacken, Entgiften, Verjüngen, Bircher-Benner-Verlag
Lotz, K.E., Prof.: Willst du gesund wohnen? Umer Verlag, Tuningen
Matrix Band 44, 3-4/08, Duvkova, Eva: Adjuvante komplementäre Krebstherapie im Wandel der Zeit
Medizin Praxis Wissenschaft 11/07, Stieglitz, Michael: Krebs und kein Ende
Moermann/Breuß: Krebs, Westermann Druck Zwickau GmbH
Nowak, Karl Walter: Der Krebsheiler Report, Verlag Silberschnur, Güllesheim
Nowak, Karl Walter: Nie mehr Angst vor Krebs, Verlag Silberschnur, Güllesheim
OM+Ernährung 07/119, Ziemannn-Becker, Bärbel Dr.: Krankheit und Alterung in den Kraftwerken des Körpers
OM+Ernährung 07/119, Enzmann, Frank, Dr.: Die neue Welt der Mitochondrialmedizin
Peuser, Michael: Krebs, wo ist dein Sieg?, Sao Paulo M. Peuser, 2000
Peuser, Michael: Kapillaren bestimmen unser Schicksal, Sao Paulo M. Peuser, 2002

Popp, Fritz-Albert, Prof.: Die Botschaft der Nahrung, Zweitausendeins, Frankfurt
Przygodda, Karl: Die Krebsgefahr und unser täglich Brot, Tormann Verlag Berlin
Rath international 10/07, Rath, Matthias Dr.: Medizin Professor schwört auf grünen Tee
Raum & Zeit 77/95, Orth, Gerhard Dr.: Wie man Krebs heilen kann
Raum & Zeit 99/99, Kremer, Heinrich Dr.: Darwins Irrtum und die Krebsmedizin
Raum & Zeit Sonderdruck Heft 19: Ein Parasit im Blut - Krebs
Rauscher, Walter: Erfolgreiche Krebstherapie, Verlag T. Marczell, München
Sachsse, Joachim: Krebs-Abwehr, Haag + Herchen, Frankfurt
Schatalova, Galina: Wir fressen uns zu Tode, Goldmann Verlag, München
Seeger, Paul, Dr.: Ist Vorbeugung gegen Krebs möglich? Wetter-Boden-Mensch 5/69
Synerget. Innenweltreisen 4/04, Hirnreise, L.: Ein Tumor ist immer nur ein Symptom
Szilvay, Gyüla, Dr.: Grundlagenforschung über Krebs + Leukämie, Semmelweis, Hoya
Ulmer, G.A.: Lebensenergie und Gesundheit, Ulmer Verlag, Tuningen
Ulmer, G.A.: Sich jung erhalten und gesund alt werden, Ulmer Verlag, Tuningen
Ulmer, G.A.: Unentbehrliche Lebensstoffe Enzyme, Ulmer Verlag, Tuningen
Ulmer, G.A.: Wirksame Selbsthilfe bei Übersäuerung, Viren, Bakterien und Parasiten
Ulmer, G.A.: Basisbuch der Ernährung, Ulmer Verlag, Tuningen
Ulmer, G.A.: Das Vitamin, das die Gesundheit organisiert, Vit.C+Q10, Ulmer Verlag
Ulmer, G.A.: Ernährung mit Vernunft, Ulmer Verlag, Tuningen
Ulmer, G.A.: Gesundheitswunder Chlorophyll, Ulmer Verlag, Tuningen
Ulmer, G.A.: Sonnennahrung Aloe, Ulmer Verlag, Tuningen
Ulmer, G.A.: Wasser - unser wichtigstes Lebensmittel, Ulmer Verlag, Tuningen
Ulmer, G.A.: Der neu entdeckte Gesundheitshit - Molke, Ulmer Verlag, Tuningen
Ulmer, G.A.: Sportgerechte Ernährung, Ulmer Verlag, Tuningen
Ulmer, G.A.: Die außergewöhnlichen Heilkräfte der Birke, Ulmer Verlag, Tuningen
Ulmer, G.A.: Gefährdet Fleisch unsere Gesundheit und Umwelt? Ulmer Verlag
Waerland MH 10/02, Ulmer, G.A.: Krebsgefahr - Krebsverhütung
Waerland MH 11/00, Ulmer, G.A.: Wieviel Säure verträgt der Mensch?
Waerland MH 11/00, Seeger, Paul, Dr.: Krebs
Waerland MH 12/97, Ulmer, G.A.: Naturgeheimnis der Inkas: Lapacho-Rinden-Tee
Waerland MH 12/03, Ulmer, G.A.: Schützen Sie Ihre Bauchspeicheldrüse
Waerland MH 3/03, Ulmer, G.A: Freie Radikale - eine Gefahr für die Gesundheit
Waerland MH 3/04, Ulmer, G.A.: Adrenalin, wenn der Körper Alarm schlägt
Waerland MH 4/5/08, Ulmer, G.A.: Das Geheimnis der lebenswichtigen Zellatmung
Waerland MH 4/98, Ulmer, G.A.: Wie wichtig sind Faserstoffe für unsere Gesundheit
Waerland MH 5/05, Ulmer, G.A.: Arachidonsäure - Freund oder Feind unserer Gesundheit?
Waerland, Are: Der Schlüssel der Gesundheit liegt im Darm, Humata Verlag, Bern
Wollenberg: Krebs Bankrott, Driediger Verlag, Hagen
Zeitenschrift 37/03, Seiler, U. : Alles was Sie schon immer über Krebs wissen wollten

Register

Bücher aus dem Günter Albert Ulmer Verlag

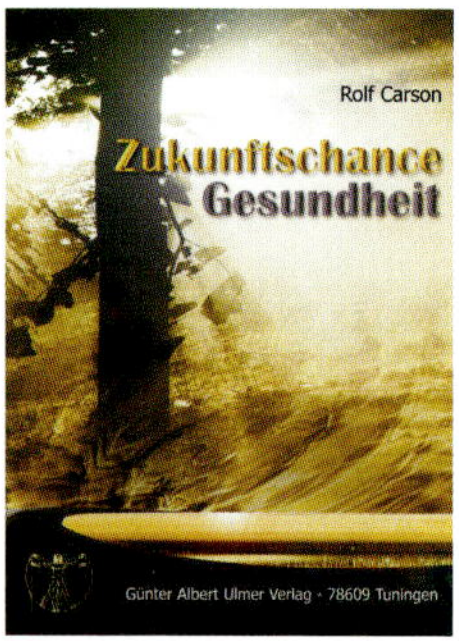

Zukunftschance Gesundheit
Rolf Carson

Dieses Buch gibt Anleitungen, die Zukunftschance Gesundheit wirksam zu ermöglichen. Wir haben mit den von Martin Frischknecht entwickelten PowerQuickZap-Geräten alles in der Hand, die Zellstrukturen unseres Körpers durch Vibration des Gewebes wieder in die biologische Ordnung zu bringen und dadurch Fremdkörper und Bakterien auszuscheiden.
240 S., geb., 130 Abb., ISBN 978-3-932346-58-3

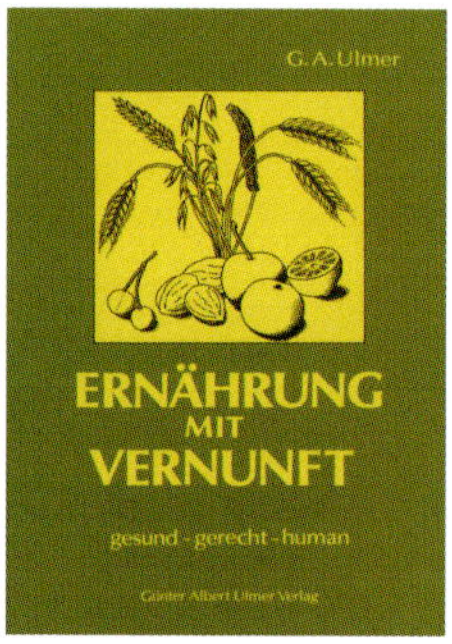

Ernährung mit Vernunft
G. A. Ulmer

Dieses Buch erschließt Grundlagen einer gesunden Ernährung. Die Nahrung bestimmt die Qualität des Blutes, das die Zellen unseres Körpers versorgt. Deshalb ist es sinnvoll, Wichtiges über die Zusammensetzung der Nahrungsmittel, über den Stoffwechsel und die Verdauung zu erfahren.
Mit 100 einfachen, erprobten Rezepten.
208 S., br., 236 Abb., ISBN 978-3-932346-64-4

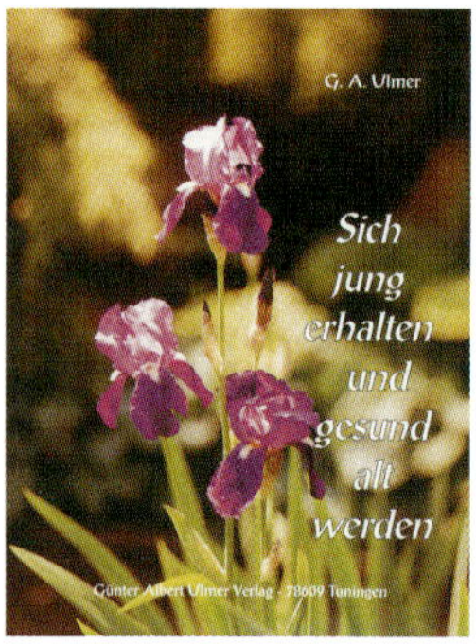

Sich jung erhalten und gesund alt werden
G. A. Ulmer

Das Altwerden ist nicht gleichbedeutend mit Krankheit oder Schwäche. Im Gegenteil, nach vielen gemachten Erfahrungen kann man neue Weichen stellen und neue Ziele definieren. Jeder hat die Chance, wie in diesem Buch gezeigt wird, sich jung zu erhalten und gesund alt zu werden.
208 S., geb., 37 Abb., ISBN 978-3-932346-40-8

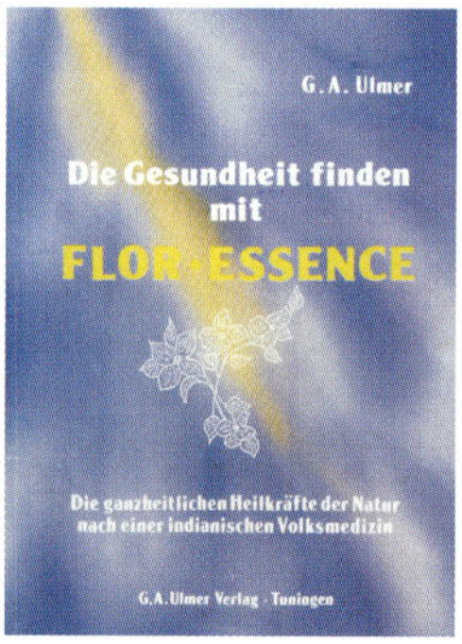

Die Gesundheit finden mit Flor*Essence
G. A. Ulmer

Dieses Buch stellt eine Kräutermischung vor, deren Grundrezept aus dem Naturheilschatz der Ojibwa-Indianer stammt. Flor*Essence hat eine besondere Wirkung auf den gesamten Organismus; sie baut das Blut auf, hilft der Verdauung, wirkt günstig auf die Darmflora, regt das Immunsystem an und reinigt den Körper.
88 S., br., 10 Abb., ISBN 978-3-924191-80-1

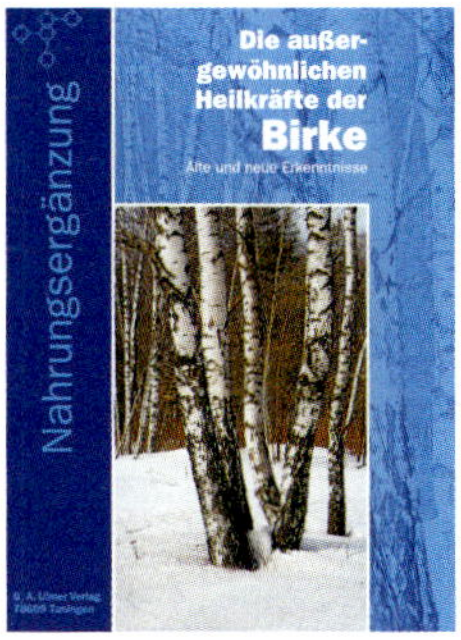

Die außergewöhnlichen Heilkräfte der Birke
G. A. Ulmer

Das Mineral- und Spurenelemente-Angebot in der Birke, insbesondere Molybdän vor allem in der Birkenasche, gibt Anlass dazu, sich mit diesen Mineral- und Spurenelementen ausführlicher zu beschäftigen, denn sie sind für unsere Gesundheit und zur Regenerierung des Körpers ungemein wichtig. Sie stehen uns in natürlicher Komposition zur Verfügung.
48 S., geb., 9 Abb., ISBN 978-3-932346-56-9

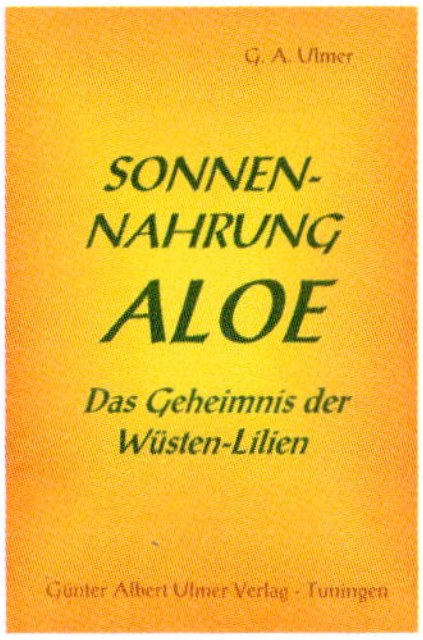

Sonnen-Nahrung Aloe
G. A. Ulmer

Die über 300 hoch wirksamen, lebenswichtigen Inhaltsstoffe der Aloe finden wir in der Natur nicht ein zweites Mal. Der Aloe-Saft ist eine äußerst wertvolle Nahrungsergänzung, denn er kann insbesondere mit seinem Hauptwirkstoff Acemannan die Körperzellen nähren, reinigen und die Widerstandskräfte des gesamten Organismus stärken.
57 S., geh., 9 Abb., ISBN 978-3-932346-36-1

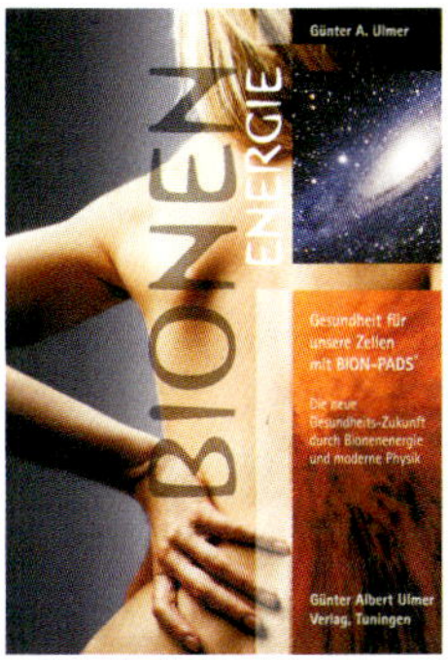

Gesundheit für unsere Zellen mit BION-PADS®
G. A. Ulmer

Die Informationen der Bion-Pads besitzen die Eigenschaft, dem erkrankten Zellstoffwechsel die biophysikalischen Frequenzen aufzuschwingen, wodurch eine Resonanz und damit ein geregelter Stoffwechsel erzielt werden kann. Dadurch können die Enzyme und die Nerven wieder in Harmonie gebracht werden.
80 S., 50 Abb., ISBN 978-3-932346-65-1

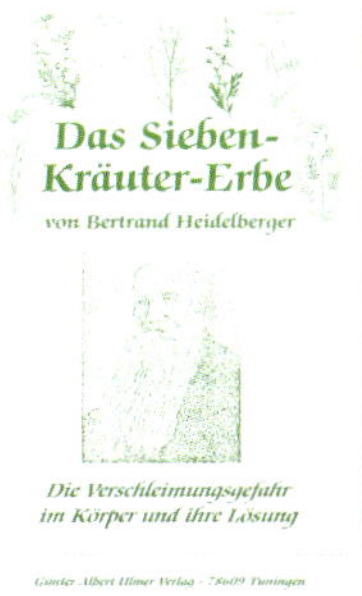

Das Sieben-Kräuter-Erbe von Bertrand Heidelberger

Das Ergebnis seiner über 50-jährigen Erfahrung auf dem Gebiet der Naturheilkunde hat Bertrand Heidelberger als Vermächtnis zur Verfügung gestellt. Er erkannte, dass zu viel und zäher Schleim Auslöser mancher Krankheiten sei. Jedes Einzelne der 7 Kräuter ist ein Wunder an Heilkraft und Wirksamkeit.
48 S., geh., 7 Abb., ISBN 978-3-932346-08-8

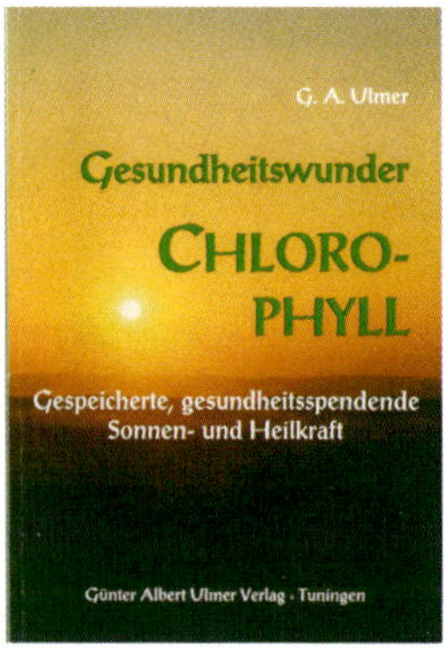

Gesundheitswunder Chlorophyll
G. A. Ulmer

Chlorophyll ist mit dem Blutfarbstoff Hämoglobin verwandt. So schafft es die Voraussetzung für ein gesundes Blut und eine gesunde Lymphe. Es hat auch eine positive Wirkung auf Herz und Nerven, wirkt durch seine hohen Basenwerte positiv auf die Darmflora und auf das Säure-Basen-Gleichgewicht des Körpers.
80 S., br., 13 Abb., ISBN 978-3-924191-99-3

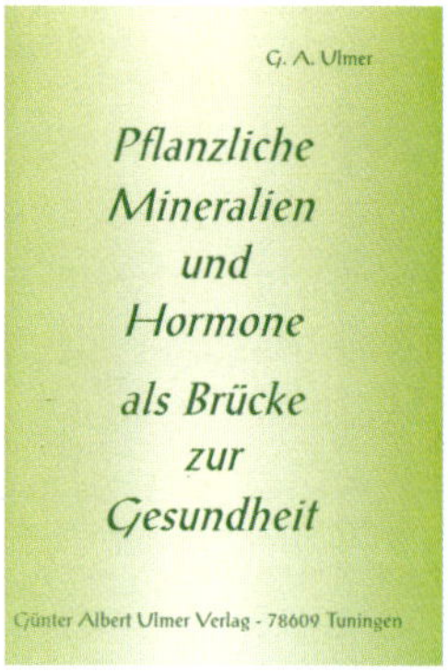

Pflanzliche Mineralien und Hormone als Brücke zur Gesundheit
G.A. Ulmer

Dieses Buch zeigt, dass ein guter Schutzeffekt auf Knochen, Blutfette und Herz durch Pflanzen-Östrogene erzielt wird. Sie sind im Soja und in Blütenpollen enthalten. Es berichtet auch über die reichhaltige Schatzkammer an Mineralien, die sich in der Hirse befinden.
48 S., geh., 7 Graf., ISBN 978-3-932346-42-2

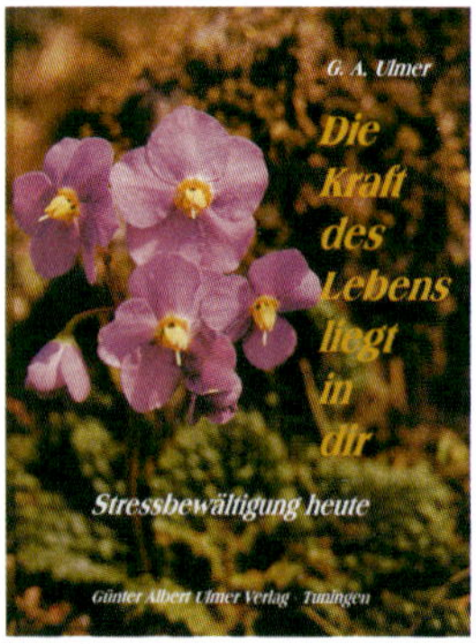

Die Kraft des Lebens liegt in dir – Stressbewältigung heute
G. A. Ulmer

Viele Menschen fühlen sich heute gestresst. Unsere Gesundheit baut sich auf sieben Grundsäulen auf: Natürliche Ernährung, bewusste Atmung, allseitige Muskelbewegung, systematische Haut- und Drüsenpflege, naturgemäßer Schlaf, reiche Flüssigkeitszufuhr und richtiges, positives Denken.
96 S., geb., 8 Farbb., ISBN 978-3-924191-98-6

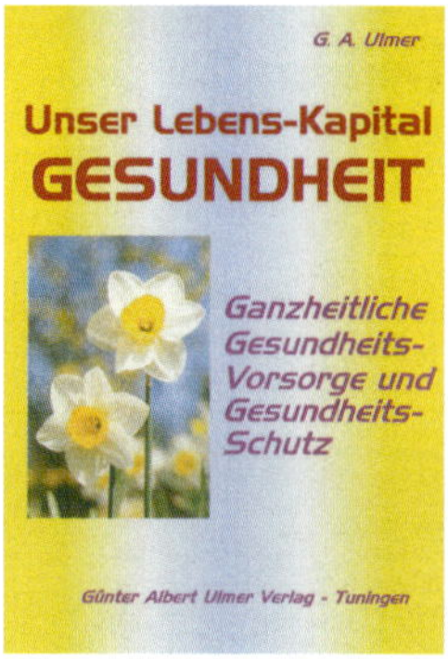

Unser Lebens-Kapital Gesundheit Ganzheitliche Gesundheitsvorsorge
G. A. Ulmer

Es gibt unzählige Krankheiten, aber nur eine Gesundheit. Statt immer nur von Krankenfürsorge zu reden, sollte besser Gesundheitsvorsorge gefördert werden. Hippokrates wusste darum und forderte deshalb jeden Patienten auf, selbst aktiv zu werden.
208 S., br., 55 Abb., ISBN 978-3-932346-49-1